AYURVEDA

DAS BUCH DER SELBSTHEILUNG

Durch indische Heilmethoden und Ernährung Stoffwechsel anregen, entgiften, abnehmen und Gesundheit verbessern + mehr Entspannung und Heilung für Körper & Geist

Herzlichen Dank für den Kauf des Buches. Wir wünschen Ihnen gemütliche Stunden sowie Spaß beim Lesen.

Wir möchten Sie bitten, eine ehrliche und aufrichtige Meinung abzugeben. Das hilft ungemein weiter und lässt uns nachfolgende Projekte besser gestalten.

Bücher sind nach wie vor ein Mehrwert und durch nichts in unserer heutigen Zeit und unserer Gesellschaft zu ersetzen.

Zu verdanken haben wir diesen Fortschritt und das gedruckte Buch an sich Johannes Gutenberg, der im Jahr 1452 damit begann, ein Buch zu drucken und gesagte Worte und Ideen auf Papier brachte. Aber auch schon in der Antike reiften die ersten Bücher von Hand geschrieben. Seit dem 3. Jahrtausend v. Chr. im antiken Ägypten wurde Papyrus (Zypressengras) als Beschreibstoff hergestellt. Die Geschichte der Menschheit in verewigter Form entstand.

Wir freuen uns, Ihnen das Thema Ayurveda auf unsere Art und Weise vorzustellen, und sagen ein recht herzliches Dankeschön für Ihr entgegengebrachtes Interesse und Vertrauen.

Biografie

In der heutigen Zeit fällt es den meisten Menschen schwer, sich gesund und ausgewogen zu ernähren. Zwar waren die Regale der Supermärkte nie abwechslungsreicher gefüllt als heute; allerdings sorgen Zeitmangel sowie beruflicher und privater Stress dafür, dass die Ernährung kaum noch ihren verdienten Stellenwert bekommt. Zu oft ertappt man sich dann dabei, wie man den Hunger mit Fast Food vertreibt. Dabei weiß eigentlich jeder, dass Fast Food ungesund ist und für zusätzliche Pfunde auf den Hüften sorgt.

Wir möchten uns kurz vorstellen:

Wir sind ein Team aus 4 Ernährungsberater/-innen und haben vor Kurzem das Unternehmen Vital Experts gegründet. Wir alle haben den gleichen beruflichen Werdegang, vom Profisport im Bereich Fitness und Krafttraining bis hin zu gelernten Ernährungs- und Gesundheitsberatern/-innen. Wir arbeiten seit vielen Jahren schon zusammen in einem Team und helfen Menschen bei ihren Problemen. Egal ob es um Gesundheit, Sport, Abnehmen oder allgemein um die Ernährung geht, wir helfen gerne weiter.

Um auch andere daran teilhaben zu lassen, bieten wir eine Auswahl an Kochbüchern. Damit wollen wir zeigen: Man muss kein Kochprofi sein, um innerhalb kürzester Zeit schmackhafte Speisen zuzubereiten, die gesund sind und beim Abnehmen helfen. Außerdem informieren diese Kochbücher und Gesundheitsbücher rund um Themen wie verschiedene Diätformen, Gewichtsreduktion und eine gesunde Lebensweise.

Denn auch gesund geht durch den Mund.

Die traditionelle indische Heilkunst Ayurveda oder auch Ayurweda ist schon lange in Europa angekommen, aber dennoch nicht ausreichend bekannt. Das „Wissen vom Leben" wird auch wissenschaftlich gelehrt und bei uns eher dem Wellnessbereich zugeschrieben und dort angesiedelt. Daher denken viele, Ayurveda zu kennen, nur ist „Wellness" ein kleiner Teilbereich und nicht der große Bestandteil davon. Dabei ist Ayurveda keine therapeutische Einzelmaßnahme, ganz im Gegenteil, es ist ein ganzheitliches System, das sich uns da bietet. Eine traditionelle Alternativmedizin und in allen Bereichen anwendbar und mit naturwissenschaftlichen Erkenntnissen bedacht. Genießen auch Sie die Vorzüge der evidenzbasierten Heilmethode. In Asien und Indien gehört Ayurveda zum Alltag und ist mit die älteste Vorstellung einer Medizin. Bereits ab Mitte des 2. Jahrhunderts v. Chr. treten aus der vedischen Zeit Überlieferungen auf. Ab 500 v. Chr. kamen dann die unterscheidbaren Systeme in medizinischer Hinsicht zum Vorschein. So finden sich auch die Werke und Texte aus dem 7. Jahrhundert wieder.

Ayurveda, die Lebensweisheit oder auch Lebenswissenschaft, stammt aus dem Sanskrit und setzt sich aus Ayus, dem „Leben", und Veda, dem „Wissen", zusammen. Demzufolge treffen Philosophie und Erfahrungswerte aufeinander. Diese Parameter konzentrieren sich auf die menschliche Gesundheit und Krankheit wie auch die mentalen, emotionalen, spirituellen und psychischen Aspekte. Ayurveda hat somit einen ganzheitlichen Anspruch, was wiederum bedeutet, dass es den unterschiedlichen und zentralen Elementen unterliegt. Diese betreffen die Pflanzenheilkunde, die spirituelle Yogapraxis, die Ayurveda-Massage und Reinigungstechniken wie auch die Ernährungslehre. Dazu eine sehr treffende Grundregel von David Frawley, dem zeitgenössischen amerikanischen Aurveda-Experten. *Was immer wir selbst tun können, um unsere eigene Gesundheit zu stärken, wirkt besser als das, was andere für uns tun.* " Vielleicht wird das künftig auch Ihr Leitsatz sein.

Ayurveda besteht aus drei unterschiedlichen Lebensenergien, die auch als Doshas bezeichnet werden. Denn Ayurveda hat mehr an Bedeutung und Beachtung aufzuweisen, als Sie sich vielleicht vorstellen können. Dahingehend möchte es ausführlich und verständlich in Ihr Leben gerufen werden. Die drei Prinzipien der Doshas unterteilen sich in:

- **Vata** (Wind, Luft und Äther), das **Bewegungsprinzip**
- **Pitta** (Feuer und Wasser), das **Feuer-** bzw. **Stoffwechselprinzip**
- **Kapha** (Erde und Wasser), das **Strukturprinzip**

Wörtlich übersetzt heißt Dosha oder auch Doscha „Fehler(potenzial)". Nun werden Sie sicher denken, ein „Fehlerpotenzial"? Das ist kein Widerspruch an sich, denn in unserem Körper und nach ayurvedischer Vorstellung kommen sie in unserem Organismus vor. Folglich ermöglichen diese drei Prinzipien alle körperbedingten Vorgänge und lassen ein harmonisches Gleichgewicht durch die gewissen Energien entstehen. Sonst werden Fehler im System hervorgerufen. Die wenigsten Menschen weisen gleich drei der Doshas auf. Generell treten zwei der Doshas hervor und die werden in die Behandlung mit einbezogen. Individuell reagiert Ayurveda auf das jeweilige Individuum und so kann gezielt auf die Bedürfnisse und Krankheiten des jeweiligen eingegangen werden. Nehmen Sie nur mal eine Tablette zur Hand, dieses eine Medikament funktioniert bei jedem Menschen unterschiedlich, was die Wirkung und die Nebenwirkungen betrifft. Geht man bei Ayurveda in die Tiefe und interessiert sich dafür, steht das aktuelle Verhältnis der Doshas zueinander immer im Mittelpunkt der Befragung und der Blickdiagnose. Ebenfalls wird die ayurvedische Pulsdiagnose mit einbezogen. In Indien wird zusätzlich das astrologische Horoskop zur Hand genommen, das kommt in unseren Breitengraden eher selten vor. Dieses leitet sich von der Prakriti-Analyse ab und sorgt für eine Balance, um die angesammelten Schlacken auszuleiten. Folglich werden die

Pflanzenheilkunde, Ordnungstherapie, Ernährungstherapie und bestimmte Reinigungsverfahren (Panchakarma) sehr wirkungsvoll eingesetzt. Die therapeutischen Maßnahmen setzen sich dann aus dem Aderlass, den Einläufen, dem Fasten, Bädern, therapeutischem Erbrechen, Yoga, Massagen, Atemübungen und der Farb- und Musiktherapie zusammen: Wie man sieht, tritt ein sehr wirkungsvolles Gesamtbild bei Ayurveda ein. Des Weiteren wird die Therapie im Einzelfall und nach Bedarf mit ayurvedischen Arzneimitteln fortgesetzt. Im westlichen Bereich wird das Wort Ayurveda mit Entspannung und Wellness in Verbindung gebracht; doch wie man feststellen wird, kann es bei Weitem mehr. Profitieren auch Sie von dem Gesamtkonzept, das mit einer enormen Wirkungsweise und ohne Nebenwirkungen funktioniert. Und auch hier, wie sollte es anders sein, werden Körper und Geist in Einklang gebracht.

Inhaltsverzeichnis

Einleitung: Die Geschichte von Ayurveda

Es war einmal, und das ist bereits mehr als 5.000 Jahre her, denn so alt sind die ältesten bekannten Aufzeichnungen. Dennoch ist das genaue Alter des Ayurveda unbekannt und auch nicht wirklich nachzuweisen. Der Ursprung entstammt der vedischen Hochkultur Altindiens und viele Quellen weisen auf 300 n. Chr. hin. Eine Tradition, die eine lange und bemerkenswerte Geschichte schreibt und nichts mit Humbug und Zauberei zu tun hat. Denn ein Hokuspokus ist Ayurveda nun wirklich nicht. Die mythologischen Ursprünge sehen den Arzt der Götter die mythische Figur „Dhanvantari" als den Ursprung der Heilkunst an. Das belegen auch die Schriften, wie die Srimad Bhagavata Purana. Dabei wurden Heilkräuter verwendet, die die Lahmen gehend und die Blinden sehend machten. Des Weiteren wurden entsprechende Zauberformeln angewandt, die die Götter durch Amulette, Heilpflanzen und magische Mittel beschwören und auch freundlich stimmten. Früher noch sah man die Krankheiten als eine Bestrafung durch einen der Götter an. Immer mehr wurde Ayurveda aber in die Heilkunst ohne Hokuspokus gelenkt und in medizinischen Werken erfasst. Hier ein Auszug dazu: Im Jahr 2001 machte Professor Andrea Cucina, Universität von Missouri, Columbia, eine sensationelle Entdeckung. Die alten Inder von Mehrgarh (im heutigen Pakistan) hatten schon im Zeitraum zwischen 7000 und 6000 v. Chr. zahnärztliche Kenntnisse. So wurden „plombierte" Zähne gefunden, in die kleine Löcher mit einem Durchmesser von 2,5 mm gebohrt waren. Diese behandelten Zähne wurden höchstwahrscheinlich mit Pflanzenpasten oder anderen Substanzen aufgefüllt. Das zeigt auf, dass Zahnfüllungen und auch Extraktionen schon früher keine Seltenheit waren.

Und wer denkt, die Anatomie und Medizin wurde erst vor ein paar hundert Jahren entdeckt, der täuscht. Hier ein interessanter Auszug zu den Thesen und Fakten: Ayurveda wird auch langsam in der westlichen Welt eine Lebensphilosophie und stellt seine guten Eigenschaften bereit.

Im 6. Jh. v. Chr. beschrieben bereits indische Ärzte die menschliche Anatomie. Dazu zählen Sehnen, Nervengeflecht, Muskeln etc. und nicht nur das. Sie hatten schon damals eine sehr genaue Vorstellung und ein gutes Verständnis für die menschliche Verdauung und seinen Blutkreislauf. Dem nicht genug, taten sich in Sri Lanka im Jahre 427 v. Chr. die ersten Kliniken auf – so lange vor unserer Zeit ohne Technik und dem Hintergrundwissen von Forschung und Technologie. Selbst der buddhistische König Ashoka ließ im 3. Jh. v. Chr. im zweiten Felsenedikt verfassen, dass Kliniken für Mensch und Tier errichtet wurden. Dafür wurden Heilpflanzen angebaut und sogar importiert. Im Nachhinein stellte man fest, dass Parallelen zum Buddhismus vorhanden sind. Eine ähnliche Theorie wies Platon auf. Krankheiten entstehen demzufolge auf der Grundlage von Körpersäften, „Chole", und „Pneuma", der Luft, oder „Vata". Auch die Galle, „Pitta", und der Schleim, „Phlegma", spielen mit dem Feuer oder Kapha eine große Rolle. Diese Faktoren können laut dem französischen Indologen Jean Filliozat einen vedischen Ursprung haben. Denn diese Doshas, die Beziehung zwischen Galle und Feuer, sind auch in der vedischen Literatur bekannt.

Das einzige Land der Erde, das Ayurveda als komplettes Gesundheitssystem staatlich anbietet, ist Sri Lanka. Und in Indien ist Ayurveda ebenfalls sehr präsent. Das Gemisch Ayurveda entsteht aus einer Mischung Kräutermedizin, dem Wissen dazu, dem langen Erfahrungsschatz und dem früheren Aberglauben. Infolgedessen kann es auch uns ein wertvoller Begleiter sein.

Was beinhaltet Ayurveda?
Unter der Anwendung von Ayurveda kann man viel erreichen. Krankheiten und Defizite werden geheilt, gelindert wie deren auch vorgebeugt. Doch die Heilkunst steht ebenfalls unserem Wohlbefinden zur Verfügung und ist auch dafür gedacht. So beinhaltet Ayurveda die unterschiedlichsten Elemente und Segmente:

Die Ganzheit

Ayurveda ist auf die Ganzheit ausgelegt und im gesundheitlichen Bereich auf die Einheit des Körpers, der Seele und der Sinne bedacht. Dabei treten nicht nur die drei Doshas hervor, es sind andere Bereiche, die ebenfalls wichtig sind. Die sieben Basisstoffe, Mansa, Meda, Asthi, Majja, Shukra, Rasa und Rakta, wie auch die Abfallstoffe unseres Körpers, der Schweiß, Urin und die Fäkalien, halten unser Körpergeschehen zusammen. Der Körper besteht aus vielen Elementen und keines davon wird bei Ayurveda vergessen. Das Wachsen bis hin zum Verfall des Menschen geht mit der Nahrung einher, wie Ayurveda besagt. Das besagt, dass wir aus unterschiedlichen und sehr wichtigen Basisstoffen bestehen. Abfallprodukte, die Verarbeitung, Assimilation, Absorption, wie auch der Stoffwechsel, sie alle haben eine Auswirkung auf Krankheiten und auf unsere Gesundheit. Diese beiden Parameter werden wiederum von psychischen und psychologischen Mechanismen und Agni, dem Element Feuer, beeinflusst.

Die Krankheitslehre

Eine Krankheit entsteht nicht nur aus den Beschwerden heraus. Das Symptom ist letztendlich die Konsequenz daraus, dass uns etwas fehlt. Leider beschäftigt sich die Schulmedizin mehr mit dem Symptom und lässt den Menschen links liegen. Doch der Mensch ist nicht im Reinen mit sich. Schaut man sich Ayurveda an, ist das Symptom nicht das Übel des Problems, es ist eher das Ende der Fahnenstange. Die traditionelle Heilkunst wird aus neun Substanzen, den Dravyas, zusammengesetzt. Was für uns sehr befremdlich klingt, ist das, was uns fehlt. Denn nur ein Symptom zu behandeln, macht den Menschen noch lange nicht gesund. Die fünf Elemente, die Pancamahabhutas, und der Geist, Manas, die Seele, Atman, der Raum, Dik, und die Zeit, Kala, sind das, was Ayurveda darstellt. Es sind sehr wichtige Elemente, die uns Menschen im Eigentlichen ausmachen und dafür sorgen, dass wir im Einklang mit uns sind. Das Feuer, die Luft, der Äther und das Wasser sowie die Erde sind die fünf Elemente in uns. All das ist in uns vertreten und in den unterschiedlichsten Proportionen enthalten. So sind alle Lebewesen, ob

Mensch oder Tier, aus diesen Elementen zusammengesetzt und bilden ein anatomisches Puzzle.

Demzufolge ist das innere wie auch das äußere Gleichgewicht für unser ganzheitliches Wohlbefinden verantwortlich. Durch die Nichtbeachtung der Regeln entsteht ein Ungleichgewicht, das sich durch einen unerwünschten Gewichtsverlust und auch durch unerwünschte Angewohnheiten zeigt. Die Krankheiten und den Auslöser zu verstehen, das ist Ayurveda. Demzufolge muss auch das richtige Verhältnis der drei Doshas erweckt und wiedererlangt werden. Dafür stehen Reinigungsprogramme wie auch diverse Öl- und Pulvermassagen an.

Diagnose und Behandlung

Wenn es um die Heilung, Diagnose und Gesundheit geht, nimmt sich die ayurvedische Heilkunst immer ganzheitlich dem Menschen an. Folglich sind Augen-, Zungen-, Puls- und Urinuntersuchung ein wesentlicher Teil, um dem Übel auf den Grund zu gehen. Sie zeigen an, was der Körper uns sagen will. Damit die individuelle Konstitution eruiert werden kann, wird das Verhältnis der Doshas im Patienten ermittelt. Mithilfe dieser Diagnosefindung wird eine Information bestimmt und eine Therapie ermittelt. Denn die Schulmedizin betrachtet den Menschen immer nur punktuell und leider nicht ganzheitlich. Daher ist die Spurensuche das A und O, um bei Menschen deren Beschwerden zu lindern bzw. zu heilen. Es kommen die unterschiedlichsten Faktoren zum Tragen, die für das fehlende Gleichgewicht verantwortlich gemacht werden können. Genau für diesen Zweck ist die Behandlung in der ayurvedischen Heilkunst ausgelegt. Empfohlen werden die Medizin, eine spezielle Diät, manuelle Therapie, aber auch die vorgeschriebene Tagesroutine. Nur so gelangen die Doshas wieder ins Gleichgewicht und in Einklang. Ein Eckpfeiler der Therapie ist demzufolge eine individuelle und spezielle Diät. Zu einem quantitativ und qualitativ hochwertigen Gewebe passen nur quantitativ und qualitativ hochwertige Nahrungsmittel. Dann kann der Körper gut verstoffwechseln wie auch entschlacken. Dem nicht genug, müssen die Elemente im Verhältnis zueinanderstehen. Nur so ist die Behandlung von Erfolg gekrönt.

Die Ernährungslehre

Die Ernährungslehre stellt kein Buch mit sieben Siegeln dar und demgemäß gelten die folgenden Empfehlungen für alle Menschen gleichermaßen.

- Essen Sie nur bei Hunger und nicht, wenn Gelüste auftreten, die haben nichts mit Hunger zu tun.
- Essen Sie erst dann wieder, nachdem die letzte Mahlzeit verdaut wurde, und halten Sie Essenspausen von 5 Stunden ein.
- Die Hauptmahlzeit mittags einnehmen, wenn die Verdauung am stärksten funktioniert, nur so verstoffwechseln Sie auch gut.
- Nie in unruhiger Gemütsverfassung essen, denn bei Hast und Eile nehmen Sie eher zu.
- Sich nicht völlig satt essen, sondern „nur zwei Hände voll", so bleiben Sie im Gleichgewicht.
- Frische, der eigenen Konstitution, der Jahreszeit und den Örtlichkeiten angepasste Lebensmittel sind das Mittel der Wahl. Saisonal und regional sollte demzufolge bevorzugt werden.
- Wasser abgekocht und nie kalt trinken und Kräutertee bevorzugen, aber nur, wenn man durstig ist und nicht aus dem Genuss heraus.
- Alle sechs ayurvedischen Geschmacksrichtungen (Rasa) in jeder Mahlzeit zu sich nehmen: süß, sauer, salzig, scharf, bitter und herb und auch zusammenziehend.
- Keine natürlichen Bedürfnisse, also Stuhlgang, Winde, Aufstoßen, Gähnen, Weinen etc. unterdrücken.

Dhatu – Der Stoffwechsel und Gewebeaufbau

Alles im Ayurveda hat seinen Sinn, was auch bedeutet, dass alle Gewebe im Körper durch die Zusammensetzung der Nahrung gebildet und aufrechterhalten werden. Daher hat die Nahrung in diesem Zusammenhang einen direkten Einfluss auf den Organismus. Um Ihnen darauf einen besseren Einblick zu gewähren, werden die acht Gewebegruppen erläutern, um deren Bedeutung zu eruieren und verständlich zu machen. Diese Gewebegruppen (Saptadhatu) werden aufsteigend gestaffelt, was wiederum mit der Dauer des Erneuerungszyklus zusammenhängt:

1. **Rasa** (interstitielle Flüssigkeit, Lymphe)
2. **Rakta** (der zelluläre Anteil des Blutes, Sehnen und Venen)
3. **Mamsa** (Muskelgewebe, Haut), Meda (Fettgewebe im Allgemeinen)
4. **Asthi** (Knochengewebe, davon der stabilisierende Anteil)
5. **Majja** (Knochenmark und Nervengewebe)
6. **Shukra** (Fortpflanzungsgewebe im engeren Sinn, aber auch die Fähigkeit der Zellerneuerung im ganzen Organismus)
7. **Dhatu** (eine immaterielle, feinstoffliche Substanz, die auch bei positiven Erlebnissen entsteht)
8. **Ojas** (stärkt die Abwehrkräfte des Körpers und verbindet Körper und Geist; nur mit einem guten Verdauungsfeuer findet der Prozess statt)

Demnach ist auf die Agni-Störungen näher einzugehen, denn diese können als Heißhunger, Völlegefühl, Blähungen und Sodbrennen auftreten. Ayurveda besagt, wer schlecht verdaut, erzeugt ebenso ein unzureichendes Gewebe. Und das beeinträchtigt wiederum die Stoffwechselvorgänge. Die „Altlasten" setzen sich fest und auch seelische Probleme entstehen. Weist man eine gute Verdauung auf, werden die Abfallstoffe von den Nährstoffen getrennt. Doch die Nahrung ist die wichtigste Art der Zuführung von Energie und Nährstoffkomplexen. Demzufolge müssen die Doshas stimmig und die Lebensmittel ausgesprochen ausgewogen, frisch und von guter Qualität sein. Bio ist mit Sicherheit die beste Alternative zu Billigprodukten mit Pestiziden, die zusätzlich unsere Umwelt belasten.

Drei Klassen (Gunas) von Nahrungsmitteln

Nahrungsmittel sind nicht nur zum Sattwerden, sie werden auch in drei Klassen (Gunas) unterteilt. Dazu ein interessanter Auszug:

- **Sattva-Guna**: Früchte, Gemüse, Milchprodukte und Getreide, sind süß, saftig oder ölig. Diese wertvollen Nahrungsmittel können laut Ayurveda die Lebensdauer verlängern, ebenso auch das Lebensgefühl optimieren.
- **Rajo-Guna**: Es sind die sauren, salzigen, scharfen, bitteren und heißen wie auch trockenen Speisen. Knoblauch, Zwiebel und Chili gehören dazu. Sie erhitzen nicht nur Körper und Geist, sie können auch Aggressionen verursachen.
- **Tamo-Guna**: Fisch, Fleisch und Gemüse, entziehen Energie und können Krankheiten wie auch Schmerzen verursachen. Wer darauf nicht verzichten möchte, der sollte es in Maßen genießen.

Fleisch und Alkohol

Die Ausgewogenheit steht auf dem Plan, dann ernährt man sich auch sattvisch. Das bezeichnet die Form in der ayurvedischen Heilkunst. Mit Fisch, Fleisch und Gemüse sollte daher achtsam umgegangen werden, alleine schon den Tieren zuliebe. Fleisch aus Freilandhaltung vermittelt sicher ein besseres Gefühl als das aus der Massentierhaltung. Viele von uns denken, man ernährt sich rein vegetarisch bei Ayurveda. Dem ist aber nicht so und das wird auch in den drei großen Klassikern widerlegt. Vagbhata, Susruta und Charaka zeigen das auf und auch der Alkohol ist in Maßen erlaubt. In geringen Mengen ist der Wein sogar die beste Medizin, wenn es um das Vertreiben von Müdigkeit geht. Und Rotwein stärkt sogar das Herz, wenn man ihn in Maßen trinkt.

Die speziellen Typen

Essen ist nicht gleich Essen und Mensch ist nicht gleich Mensch. Demzufolge gibt es die speziellen Empfehlungen für die jeweiligen Dosha-Typen, die in einem Auszug widergespiegelt werden:

- **Vata**-Typen neigen Ayurveda zufolge zu Untergewicht, Obstipation und gerade zu Verdauungsstörungen. Dieser Typ ist mit warmen Getränken und nährender Kost bestens bedient und es sollte eine regelmäßige Nahrungsaufnahme erfolgen. Warm sollten die Speisen sein und genügend Fett enthalten. Süß, sauer und salzig sind die empfohlenen Geschmacksrichtungen, da sie Vata entgegenwirken.

- **Pitta**-Typen weisen laut Ayurveda ein starkes „Verdauungsfeuer" auf und neigen zu Heißhunger. Dennoch können Pitta-Typen kalte und warme Speisen verzehren. Zu viel auf einmal essen sollten sie aber nicht. Sie essen weniger Herbes, Süßes und Bitteres. Und sie sollten Frittiertes und Gebratenes meiden.
- **Kapha**-Typen neigen zu Übergewicht, das aus einer zu langsamen Verdauung resultiert. Eine unzureichende Bewegung ist beim Kapha-Typen daher Programm. Diese Tendenzen wirken sich durch warme Speisen und Getränke, wenig Fleisch, viel Gemüse mit bitterem und herbem Geschmack und Scharfem aus. Folglich muss er lernen, sein Befinden einzuschätzen und seine geschmacklichen Vorlieben wie sein Hungergefühl neu zu definieren.

Um überhaupt zu wissen, welcher Dosha-Typ Sie sind, können Sie mit den nachfolgenden Fragen schnell und einfach erkennen, wie stark die drei jeweiligen Konstitutionen bei Ihnen ausgebildet sind. Beantworten Sie die Fragen möglichst spontan mit **Ja** oder **Nein**. Machen Sie es ruhig aus dem Bauchgefühl heraus. Für jedes Ja notieren Sie sich einen Punkt. Am Ende addieren Sie die Anzahl Ihrer Punkte bzw. Ja-Antworten bei jedem der drei Doshas.

Ayurveda-Typ: Vata

- Ist Ihr Körperbau dünn, schwach entwickelt, feingliedrig, klein oder groß?
- Haben Sie ein geringes Gewicht und nehmen schwer zu?
- Ist Ihr Gesicht eher schmal, klein, hager oder zerfurcht?
- Ist Ihre Haut oft trocken, glanzlos und zeigt auch raue, schuppige Stellen?
- Sind Ihre Haare dünn, trocken und haben häufig Schuppen?
- Sind Ihre Hände schmal, klein, rissig, fühlen sich oft kalt an, haben schmale hervorstehende Gelenke und hervortretende Venen?

Ayurveda-Typ: Pitta

- Ist Ihr Körperbau athletisch und von mittlerer Größe?
- Haben Sie ein Idealgewicht mit guter Muskulatur?
- Ist Ihr Gesicht von mittlerer Größe, rötlich, eckig und hat eher scharfkantige Züge?
- Errötet Ihre Haut leicht, ist rotwangig, hat Sommersprossen, ist weich, ölig und neigt zu Hautunreinheiten?
- Sind Ihre Haare fein, weich, rötlich und frühzeitig ergraut?
- Sind Ihre Hände warm, rosig, weich und von mittlerer Größe?

Ayurveda-Typ: Kapha

- Ist Ihr Körperbau stämmig, eher großgliedrig und gut entwickelt?
- Ist Ihr Gewicht schwer, mit Tendenz zur Fettleibigkeit?
- Ist Ihr Gesicht eher rund, blass und hat weiche Züge?
- Haben Sie eine relativ dicke, robuste Haut mit Neigung zu Wasseransammlungen?
- Sind Ihre Haare kräftig, reichlich und schnell fettend?
- Sind Ihre Hände kräftig, fest und haben wenige Linien?

Fragen, um die typbezogenen Beschwerden und Bedürfnisse zu erkennen:

Vata-Typen im Ayurveda

- Sind Sie häufig nervös, unorganisiert, ängstlich und/oder überfordert?
- Haben Sie eine trockene, sensible Haut?
- Sind Sie vergesslich und können schlecht auswendig lernen?
- Leiden Sie unter Stimmungs- und Energieschwankungen und fühlen sich häufig leer und ausgelaugt?
- Können Sie abends nur schlecht einschlafen oder wachen Sie nachts häufig auf?
- Leiden Sie häufig unter einer schlechten Verdauung und/oder Blähungen?
- Haben Sie sehr häufig kalte Hände und Füße?

Leiden Sie häufig oder regelmäßig unter einer oder mehrerer der folgenden Beschwerden?

- Untergewicht, Auszehrung, Zittern, Zuckungen, Schwindel
- Blähungen, Verstopfung
- Schlafstörungen, Schlaflosigkeit
- Ängste, Nervosität, mentale Instabilität
- Verlust der Körperkraft, Schwäche des Immunsystems
- Ohrgeräusche und Tinnitus

- häufige Schmerzen, Taubheit, Steifigkeit und Krämpfe (z.B. Menstruationsschmerzen)
- jede Art von Lockerheit in Gelenken, Bändern oder Muskeln oder Störungen des Bewegungsapparats (z.B. Rheuma, Osteoporose)

Pitta-Typen im Ayurveda

- Fühlen Sie sich oft angespannt, gereizt, ungeduldig und/oder ärgerlich?
- Haben Sie eine empfindliche, leicht gerötete und warme Haut?
- Schwitzen Sie leicht und haben Sie auch oft einen heißen Kopf?
- Bezeichnen Sie manche Leute als stur, aufbrausend und/oder streitsüchtig?
- Haben Sie einen sehr guten Appetit und reagieren mit Ärger und Ungeduld, wenn Sie hungrig sind?
- Sind Sie ein Perfektionist und setzen sich damit selbst oder andere unter Leistungsdruck?
- Sind Ihre Augen sehr empfindlich, brennen leicht, oder haben Sie eine Sehschwäche?

Leiden Sie häufig oder regelmäßig unter einer oder mehrerer der folgenden Beschwerden?

- unreine Haut und/oder Hautkrankheiten
- Fieber, erhöhte Temperatur, exzessives Schwitzen
- Durchfall oder rote, gelbe oder grünliche Verfärbungen von Urin oder Stuhl
- Entzündungen und Eiterungen
- Kopfschmerzen und/oder Migräne
- Sodbrennen, saurer Geschmack, Aufstoßen oder Magenbeschwerden
- Schwächung des Sehvermögens

Kapha-Typen im Ayurveda

- Fühlen Sie sich oft müde, antriebslos und schwer?
- Nehmen Sie leicht an Gewicht zu und leiden Sie auch jetzt unter Übergewicht?
- Sind Sie oft erkältet und/oder verschleimt?
- Sind Sie nicht besonders ehrgeizig, sondern eher nachlässig und/oder faul?
- Sind Sie sehr anhänglich und können sich schwer von alten Dingen trennen?
- Essen Sie oft zu viel und unkontrolliert?
- Vermeiden Sie körperliche Bewegung und/oder Sport, wann immer es möglich ist?

Leiden Sie häufig oder regelmäßig unter einer oder mehrerer der folgenden Beschwerden?

- Schweregefühl im Körper, Erhöhung des Körpergewichts, Fettleibigkeit
- Ödeme oder Wasseransammlungen
- übermäßige Schleimbildung in den Bronchien, Stirn und/oder Nebenhöhlen
- träge Verdauung, Appetitverlust
- Schläfrigkeit, exzessiver Schlaf
- Diabetes
- Verlust von Stärke und Widerstandskraft
- Tumorbildung

Ergebnisse:

Wenn Sie alle Fragen beantwortet haben, dann addieren Sie die Anzahl Ihrer Punkte bzw. Ja-Antworten bei jedem der drei Doshas. Welcher Dosha-Typ Sie sind, sehen Sie anhand der Punktezahl. Lesen Sie nun, welcher Dosha-Typ Sie sind – es muss nicht nur eine Variante sein.

Nun zu Ihrer rein persönlichen Auswertung, Sie sind sicher schon gespannt darauf.

Ayurveda-Auswertung

Sie sind ein Vata-Typ?

Vata ist das „kinetische Prinzip" im Körper und für jede Form von Bewegung verantwortlich. Die Eigenschaften von Vata sind Leichtigkeit, Trockenheit, Rauheit, Nicht-Schleimigkeit, Kälte, Beweglichkeit und Feinheit. Diese Eigenschaften werden von Vata im Körper hervorgerufen und wenn nötig aufrechterhalten. Ist Vata jedoch gestört (man sagt erhöht oder aggraviert), produziert es solche Eigenschaften im Übermaß, die sich durch typische Vata-Störungen wie z. B. trockene Haut, Schlafstörungen, Nervosität, Beschwerden im Bewegungsapparat oder frühzeitige Alterungsprozesse äußern.

Empfehlungen für Vata-Typen

Für Vata-Typen empfehlen sich zum Ausgleich viele warme und befeuchtende Speisen wie Suppen und Eintöpfe, um die natürliche Neigung zu Kälte und Trockenheit auszugleichen. Ebenso wichtig ist es, auf Regelmäßigkeit, Entspannung und genügend Schlaf zu achten, da Vata-Typen generell sehr empfindlich auf Stress und Überanstrengung reagieren.

Sie sind ein Pitta-Typ?

Pitta ist das „thermische Prinzip" und für alle Umwandlungsprozesse im Körper verantwortlich. Die Eigenschaften von Pitta sind flüssig, scharf, sauer, etwas ölig, beweglich wie eine Flüssigkeit (fließend), mit scharfem Geschmack und penetrierend. Wenn sich Pitta im Normalzustand befindet, ruft es diese Eigenschaften im Körper hervor und erhält sie aufrecht. Ist Pitta jedoch gestört, prägen sie sich in einem Übermaß aus und Krankheiten entstehen, bei denen diese Eigenschaften die Hauptsymptome bilden, wie wir es z. B. bei Hautkrankheiten, emotionaler Reizbarkeit, Gastritis oder Migräne beobachten können. Hier führt das Übermaß an Feuer zu brennender, geröteter Haut,

Übersäuerung im Verdauungstrakt oder angesammelter Hitze und Überlastung im Kopf.

Empfehlungen für Pitta-Typen

Zum Ausgleich von zu viel Pitta ist es empfehlenswert, auf alles Saure und Scharfe – wie Zitrusfrüchte, Tomaten, Milchprodukte, rotes Fleisch, Alkohol, scharfe Gewürze und zu viel Salz – zu verzichten, um den Säure-Basen-Haushalt wieder ins Gleichgewicht zu bringen. Um den mentalen Stress abzubauen, ist Sport eine der einfachsten Methoden, die dem Pitta-Typ sehr entgegenkommt.

Sie sind ein Kapha-Typ?

Kapha ist das „Stabilitäts-Prinzip" des Körpers. Die Merkmale von Kapha sind ölig, kühl, schwer, süß, stabil, schleimig oder klebrig und weich. Befindet sich Kapha in einem Normalzustand, so produziert es diese Eigenschaften und hält sie, wo nötig, aufrecht. Es schenkt dem Körper Stärke und Struktur und bildet die Grundlage für ein starkes Immunsystem und aktives Lymphsystem. Ist Kapha jedoch gestört, so entstehen die Kapha-Eigenschaften im Übermaß im Körper, was zu schwerwiegenden Erkrankungen wie Diabetes oder Tumorbildungen führen kann. In leichteren Fällen kann eine Ansammlung von Kapha Übergewicht, Antriebslosigkeit oder Verschleimungen im Brust- und Kopfbereich bewirken.

Empfehlungen für Kapha-Typen

Wer ein Kapha-Typ ist, der sollte auf seine körperliche und mentale Leichtigkeit achten. Dabei helfen der regelmäßige Genuss von scharfen Gewürzen und Blattgemüsen sowie ausreichend Bewegung. Schwere und schleimige Nahrung wie Sahne, Käse oder Süßigkeiten sollten unbedingt gemieden werden. Ebenso ungünstig sind Tagesschlaf sowie übermäßiges oder zu häufiges Essen.

Der Dosha-Test wurde erarbeitet von *Kerstin Rosenberg, Ayurveda-Spezialistin, Buchautorin und Dozentin an der Europäischen Akademie für Ayurveda*.

Wie mit Ayurveda abnehmen?

Abnehmen wird immer im Trend liegen und dient, wie auch das Fasten, als Jungbrunnen für Körper und Geist, wenn man es richtig macht und den Körper nicht malträtiert und an seine Grenzen treibt. Abnehmen ist aus ayurvedischer Sicht typbedingt und kann so nicht über einen Kamm geschoren werden. Denn nicht bei jedem von uns schlägt eine Diät gleichermaßen an. Wir werden alle in einen Topf geworfen und kennen die individuellen Bedürfnisse nicht und daher sind solche Diäten von Anfang an zum Scheitern verurteilt. Die drei Konstitutionstypen werden bei Ayurveda unterschieden, da jeder dieser drei einen anderen Stoffwechsel aufweist und verschiedene körperliche Eigenschaften mit sich bringt. Das vergessen wird oftmals in der modernen Welt und das ist gerade beim Abnehmen mehr wie entscheidend. So müssen Sie erst einmal herausfinden, welcher Dosha-Typ Sie sind, bevor Sie Ihr Abnehmprojekt erfolgreich starten. Denn nur dann fällt es leichter, den Kilos den Kampf anzusagen. Aber was versteht man unter einer typgerechten Ernährung und wie kann man mit Ayurveda das Gewicht reduzieren?

Wir sind zwar alle Menschen, aber wir unterscheiden uns nicht nur vom Aussehen und der Sprache, sondern auch von unserem körperlichen Geschehen und unserer Konstitution. Das Verdauungsfenster arbeitet bei jedem Dosha-Typen anders. Und so kann der eine schneller an Gewicht zunehmen und der andere schneller an Verdauungsbeschwerden leiden. Somit finden bei Ayurveda keine allgemeinen Diätpläne statt. Nicht ein Plan für alle, sondern eine typgerechte Ernährung für den Einzelnen steht an. So bekommt jeder Dosha-Typ das, was ihm zugutekommt.

Sind Sie ein Kapha-Typ, dann ist diese Ernährungsweise genau die richtige für Sie:

Der Kapha-Typ

Als Kapha-Typ sind Sie besonders anfällig für Übergewicht und müssen darauf achten, Ihr Kapha-Dosha zu reduzieren oder Ihr Idealgewicht auch beizubehalten. Das heißt, dass Sie vor allem **schweres, fettes und kaltes Essen meiden sollten**. Auch wenn es schwerfällt: **Sagen sie nein zu süßen und frittierten Speisen** und verzichten Sie weitgehend auf Milchprodukte und tierische Eiweiße. **Leichte, trockene oder erhitzende Kost** tut Ihnen gut und bringt Ihren Stoffwechsel in Schwung. Dazu gehören Fettarmes wie Äpfel oder Birnen, Salate, grünes Blattgemüse, Pilze und Brokkoli. Gerste, Mais, Roggen und Geflügel sind ebenfalls wohltuend und nicht zu schwer. Ihre Gerichte sollten Sie mit **aromatischen Kräutern und Gewürzen** wie Ingwer oder Koriander zubereiten. Generell gilt für Kapha-Typen: lieber etwas kleinere Portionen, denn weniger ist ja bekanntlich mehr. Kaufen Sie frische Kräuter, dann sind noch alle Inhaltsstoffe enthalten.

Sind Sie ein Pitta-Typ, dann ist diese Ernährungsweise genau die richtige für Sie:

Der Pitta-Typ

Pitta-Typen sind hitzig und sollten sich bei ihrer Ernährung darauf konzentrieren, ihren feurigen Typus zu dämpfen. Wenn Sie ein Pitta-Typ sind, **streichen Sie am besten alles, was zu sehr erhitzt**, von Ihrem Speiseplan. Konkret heißt das, dass Sie etwa Kaffee, Salz, Öl und starke oder scharfe Gewürze meiden sollten. Greifen Sie stattdessen zu **milden und bitteren Geschmäckern** und **kühlen, erfrischenden Speisen**. Probieren Sie etwa grünes Blattgemüse, Gurken, Paprika oder Zucchini, die sind auch aus dem eigenen Garten sehr lecker. Genauso sind Speisen aus Gerste, Hafer, Reis, Hüttenkäse und Tofu für Pitta-Typen gut geeignet. Bei Früchten wie Äpfeln, Mangos, Granatäpfeln oder Ananas und erfrischenden Getränken können Sie nach Herzenslust zugreifen.

Sind Sie ein Vata-Typ, dann ist diese Ernährungsweise genau die richtige für Sie:

Der Vata-Typ

Um als Vata-Typ abzunehmen, **müssen Sie Ihr kühles, trockenes Vata-Dosha beruhigen**. Von kalten Speisen wie Salaten und rohem Gemüse sollten Sie lieber die Finger lassen. Auch eisgekühlte Getränke erhöhen Ihr Vata-Dosha und tun Ihnen nicht gut. Besonders zuträglich sind **stattdessen warme und ölige Getreide- und Gemüsespeisen** sowie Eintöpfe. Reis, Nudeln oder warme Milch wirken genauso wohltuend für Vata-Typen. Probieren Sie doch auch mal gedünstetes Gemüse wie Spargel, rote Rüben und Karotten oder greifen Sie zu süßem Obst und Beeren. Gewürze wie Zimt, Anis, Basilikum und Ingwer verleihen Ihrem Essen zusätzlich einen besonderen Pep. Das sind aber natürlich noch nicht alle **Tricks der ayurvedischen Ernährung**, mit denen Sie Ihr Gewicht reduzieren können! Unabhängig von Ihrem Dosha-Typ gibt es auch noch ein paar **allgemeine Dinge**, die Sie laut Ayurveda bei Ihrer Ernährung beachten müssen.

Nachstehend lesen Sie die besten Ernährungstipps und Agni, um Ihr Verdauungsfeuer zu entfachen. So verlieren Sie an Gewicht und dafür wurden die zehn ayurvedischen Empfehlungen für Sie zusammengetragen. Sie sind für alle Typen gleichermaßen geeignet:

- Nehmen Sie drei regelmäßige Mahlzeiten ein.
- Vermeiden Sie Zwischenmahlzeiten.
- Nehmen Sie nur ein leichtes Frühstück zu sich.
- Planen Sie das Mittagessen als Hauptmahlzeit, da zu dieser Zeit Agni am stärksten brennt.
- Essen Sie nach 18:00 Uhr nichts Schweres mehr.
- Lassen Sie mindestens sechs Stunden zwischen den Mahlzeiten vergehen.
- Konsumieren Sie stets lauwarme und nie eiskalte Getränke.
- Trinken Sie am besten abgekochtes heißes Wasser und würzen es mit etwas Ingwer.

- Erhitzende Gewürze wie Chili, Ingwer, Senf und Zimt regen das Verdauungsfeuer an.
- Vermeiden Sie große Portionen und essen möglichst nur zwei Hände voll.

Die Ernährung ist nur ein Teilbereich davon und stellt auch nur einen einzelnen Faktor dar. Eine komplette Ayurvedakur ist daher perfekt. Nur dann können Sie sich rundum wohlfühlen und erreichen auch Ihr Wohlfühlgewicht. Und so sieht eine Ayurvedakur im Einzelnen aus, denn sie bezieht die Bewegung, die ayurvedischen Behandlungen und das Abnehmen mit ein.

Eine kurze Anleitung dazu:

Es ist ein sanftes Teilfasten, bietet einen verjüngenden Effekt an und entzieht Ihrem Körper die belastenden Stoffwechselschlacken. Die machen auf Dauer müde, krank und dick. Das Verdauungsfeuer wird dabei nicht geschwächt. Reduzieren Sie Ihre Mahlzeiten und steigen um auf leicht verdauliche Kost. Damit Ihr Organismus bestens für den Reinigungsprozess gestärkt ist, vermeiden Sie körperliche Anstrengungen während Ihrer Fastenkur. Fasten hat übrigens in allen Ländern Tradition und hat nichts mit dem Abnehmen zu tun. Denn hier entgiften Sie und nehmen durch das Entschlacken rein natürlich ab. Der Sport sollte in dieser entbehrungsreichen Zeit nicht zu anstrengend sein, daher sind Spaziergänge im Wald und in der Natur perfekt. 15 bis 20 Minuten am Tag reichen schon aus, damit Sie sichtbare Erfolge erzielen. Sie können aber auch Radfahren, Schwimmen und Yoga vorziehen.

Abnehmen mit Ayurveda-Massagen

Auch das ist eine Möglichkeit und gehört zur Ayurvedaur-Kur: eine anregende Massage wie auch die Reinigungskuren an sich. Die Massagen straffen das Gewebe und unterstützen zugleich die Entschlackungsarbeit. So kann der Körper schneller die abgelagerten Schlacken verbrennen, was wiederum das Fettgewebe reduziert. Die Behandlungen bestehen aus Kräutermischungen und medizinischen Ölen, erhitztem Pulver und aus gemahlenem Getreide, genau das regt den Stoffwechsel an und entspannt den Körper zugleich. Gerade beim Abnehmen ist das Entspannen das A und O. Stress und Hektik machen dick und sind die wahren Abnehmbremsen. Dem Wohlfühlgewicht steht der Stress immer im Weg.

Ayurvedische Kräuter dienen ebenfalls dem Abnehmen

Sie haben für sich die typgerechte Ernährung ausgesucht, dann nehmen Sie Nahrungsergänzungsmittel zur Hand. Das Pflanzenpräparat Triphala unterstützt den Körper, sich von Giftstoffen, den Toxinen, und den Schlacken zu befreien. Die vitalisierende und reinigende Wirkung beugt sogleich Verdauungsstörungen vor. Sie fühlen sich fitter und gesünder und können das Nahrungsergänzungsmittel Triphala am Abend mit warmem Wasser und etwas Honig zu sich nehmen. Wenn Sie eine Ayurvedakur starten, dann gönnen Sie sich auch die Auszeit dazu. Für nebenbei und zwischen Tür und Angel ist diese Kur nicht gedacht. Denn Sie wissen ja: Ihr Körper und Geist fließen mit ein und nur dann erreichen Sie einen Wohlfühlfaktor.

Jeder Zweite hat in Deutschland schon hier und da mal das Abnehmen versucht. Die meisten Diäten sind nicht mit Erfolg gekrönt – ganz im Gegenteil, häufig klopft der Jo-Jo-Effekt im Nachhinein an. Adipositas betrifft heute schon jeden dritten Erwachsenen und die Fettsucht hat Deutschland langsam aber sicher im Griff. Männer sind ab einem Lebensalter von 30 Jahren und Frauen ab einem Lebensjahr von 40 betroffen. Ebenfalls steigt die Zahl der übergewichtigen Kinder immer mehr an. Doch wie entsteht das Übergewicht? Und ist immer nur das Essen daran schuld? Übersteigt langfristig gesehen die tägliche Kalorienaufnahme den Energieverbrauch, dann entsteht im Laufe der Zeit Übergewicht. Aber es kommen auch noch andere Faktoren zum Tragen:

Die Veranlagung

Jeder von uns hat einen sogenannten Grundumsatz und verbrennt in der Ruhephase eine bestimmte Menge von Kalorien. Genetisch festgelegt ist der Grundumsatz zwar, aber nicht immer ausschlaggebend, selbst wenn die ganze Familie zu Übergewicht tendiert. Die Veranlagung ist zwar gegeben, aber man kann von Anfang an gegensteuern. Steigern Sie Ihren Bewegungsmodus und achten auf die tägliche Kalorienzufuhr.

Essstörungen

Es gibt Menschen, bei denen stellt sich das Sättigungsgefühl relativ spät ein und der Hunger thront dennoch weiter. Bei einem gesunden Menschen sendet der gefüllte und gedehnte Magen Signale in Form von Nervenreizen und Hormonen an das Gehirn. So entsteht ein Sättigungsgefühl. Bei Menschen mit einer Essstörung ist das leider nicht der Fall.

Die psychischen Ursachen

Die Psyche hat eine sehr große Macht auf uns. Treten Frustration, Kummer, Angst, Stress und ein mangelndes Selbstbewusstsein sowie Depressionen ein, werden diese Defizite mit übermäßigem Essen gestillt. Das ist eine Art Belohnungssystem, um sich etwas Gutes zu tun. Es geht demzufolge ein Gefühl spiritueller Leere einher, die die Menschen wiederum mit Essen füllen. So essen unglückliche Menschen mehr, um sich kurzfristig besser zu fühlen. Leider entsteht dadurch ein Teufelskreis, der nicht unbedingt glücklich macht.

Die mangelnde Bewegung

Wir leiden allesamt unter einem sitzenden Lebensstil, der wiederum zu Bewegungsmangel führt und einen geringeren Energieverbrauch mit sich bringt. Dem nicht genug, wird auch die Verdauung über kurz oder lang lahm.

Die Medikamente

Chronisch Kranke können ein Lied davon singen, denn viele Medikamente wie auch das Cortison, Psychopharmaka oder die Pille lassen den Appetit ansteigen, was zu einer vermehrten Nahrungsaufnahme und Wasseransammlungen führt. Das Übergewicht ist dann hausgemacht.

Andere Grunderkrankungen

Gerade eine Schilddrüsenerkrankung kann zu Übergewicht führen. Dieses hormonproduzierende Organ führt gerade dazu, wenn es nicht gesund oder nicht richtig eingestellt ist. Leider führt ein stetiges Übergewicht zu Herzerkrankungen, Krebs, Altersdiabetes, Kurzatmigkeit, einem hohen Cholesterinwert, Thrombose, Bluthochdruck, dem metabolischen Syndrom, Entzündungsneigungen, Arthrose und der Schlafapnoe. Zudem ist die Lebenserwartung je nach Übergewicht erheblich verkürzt. Ebenfalls leiden adipöse Menschen unter Selbstzerstörung, Unentschlossenheit, Schweregefühl und Antriebslosigkeit. Somit hat das Übergewicht nicht nur mit der Schönheit, sondern eher mit der Gesundheit und dem Wohlbefinden zu tun.

Dazu eine Aufstellung, wie man krankes Übergewicht definiert:

Ein Wert dafür ist der sogenannte Body-Mass-Index. Er wird folgendermaßen berechnet:
BMI = Körpergewicht in kg geteilt durch Körpergröße
in m² (Meter zum Quadrat).

Beispielrechnung: Bei einer Körpergröße von 1,64 Meter und 67 Kilogramm Körpergewicht wird gerechnet:
1,64 x 1,64 = 2,69; teilen Sie dann das Gewicht von 67 durch diesen Wert:
67: 2,69 = ein BMI von 24,91.

Laut WHO bedeutet ein BMI zwischen 18,5 und 24,5 Normalgewicht. Kleiner als 16 bedeutet Untergewicht, größer als 30 bedeutet behandlungsbedürftiges Übergewicht (Adipositas).

Wenn Sie 170 cm groß sind, sollten Sie also ein Gewicht zwischen 55 und 70 kg haben. Ab 86 kg hätten Sie ein Gewicht, das zu Gesundheitsschäden führt und behandelt werden sollte.

Die ayurvedische Sicht sieht in der Fettleibigkeit eine große Gefahr

Dazu ein interessanter Auszug aus ayurvedischer Sicht: Atisthaulya (Fettleibigkeit) wurde von Charaka, dem indischen Arzt und Autor klassischer Ayurveda-Schriften, als eine der acht schwer behandelbaren Krankheiten bezeichnet. Wenn ein Mensch eine übermäßige Ansammlung von Meda (Fettgewebe) und Mamsa (Fleisch) hat, die zu einer Schlaffheit und Wabbeligkeit von Hüften, Bauch und Brust führt, wird das als Atisthaulya bezeichnet. Meda-Dhatu besteht besonders aus den Elementen Erde und Wasser, genau wie Kapha. Die Eigenschaften sind ölig (snigdha), schwer (guru), massiv (sthula), schleimig (picchila), weich (mridu) und dicht (sandra). Das Fettgewebe hat hauptsächlich die Aufgabe, die anderen Gewebe zu ölen, Schweiß zu produzieren, Festigkeit zu geben und die Knochen zu nähren. Wenn wir Nahrung zu uns nehmen, die schwer verdaulich, kalt, fetthaltig und süß ist, und uns dazu wenig bewegen, wird Meda überernährt, während die anderen Dhatus zu wenig Nahrung bekommen.

Dann passiert Folgendes, und Charaka schreibt: **Das erhöhte Meda führt zu mehreren schwerwiegenden Konsequenzen: Die Lebensspanne wird verringert, Enthusiasmus und Aktivität nehmen ab, wir haben weniger Kraft, Schwierigkeiten beim Sex, der Schweiß bekommt einen schlechten Geruch, wir schwitzen übermäßig und bekommen Hunger und Durst!** Charaka nennt als Gründe Bewegungsmangel, übermäßigen Genuss von fettigen Nahrungsmitteln und übermäßiges Essen. Als Folge daraus entsteht Diabetes. Das bedeutet, Übergewicht entsteht durch eine Kapha-Störung, verbunden mit einem schwachen Agni (Verdauungsfeuer), das sowohl auf der Dhatu- (Gewebe-) Ebene als auch auf der Gesamtverdauungsebene im Magen und Dünndarm zu Ama (Unverdautem) führt. In der Folge werden von Ama die Srotas (Körperkanäle) blockiert. Dadurch wird Meda gestört, nachfolgende Gewebe werden dann schlecht ernährt, besonders Asthi (Knochen), Majja (Knochenmark) und Shukra (Fortpflanzungsgewebe).

So nehmen wir je nach Vorherrschen von Pitta, Vata, Prakriti und Kapha entweder schneller zu oder schneller ab. Dazu die vier Typen im Überblick:

Ein **Vata**-dominanter Mensch ist geneigt, seinen Stress mit Süßem (auch Saurem, Salzigem) zu vermindern; entsprechend würde er eher schadhaftes Bauchfett, besonders bei sitzender Tätigkeit, ansammeln.

Ein **Kapha**-dominanter Mensch liebt das Essen und interessiert sich lebhaft für Restaurantkritiken und Kochrezepte. Er weiß, dass er eine Torte nur anschauen muss, um zuzunehmen, und wird sich dementsprechend zurückhalten. Sein Übergewicht verteilt sich auf den ganzen Körper und entsteht oft auch durch Lymphstau und Wassereinlagerungen.

Ein **Pitta**-dominanter Mensch hat eine regelmäßige Verdauung und mittags gewöhnlich Hunger, aber er überisst sich selten. Erst in der Kombination mit Vata oder Kapha entstehen bei ihm Gewichtsprobleme, meist rund um Hüfte und Oberschenkel.

Nach Ayurveda nimmt das Verdauungsfeuer besonders im Alter ab. Der verminderte Stoffwechsel führt leicht zu einer Gewichtszunahme, vor allem bei Menschen mit hohem Kapha-Anteil in der Prakriti. In der zweiten Lebenshälfte sollen deshalb die Bewegung gefördert sowie eine erhöhte Kalorienzufuhr und kalte Nahrungsmittel und Getränke vermieden werden.

Kann man mit Ayurveda dauerhaft das Übergewicht reduzieren?

Wenn man abnehmen möchte, dann hat dies nicht nur mit weniger Essen zu tun. Es gibt ein Paket aus mehreren Maßnahmen, das die Heilpflanzen, Yoga, die Lebensstiländerung, die Ernährung, die Marmatherapie wie auch die königliche Therapie und Panchakarma umfasst und wohlwollend mit einbezieht.

Die Ernährung – Ahara

Nach Charaka muss die Ernährung Vata- und Kapha-reduzierend sein, bitteren Geschmack und heiße Wirkung haben, leicht und trocken sein und das Verdauungsprodukt muss scharf sein.

Vihara – Die Veränderung des Lebensstils betrifft vor allem das Wie der Nahrungsaufnahme

- Essen in Ruhe – gutes Kauen
- regelmäßige Essenszeiten
- fünf Minuten ruhiges Sitzen nach dem Essen
- Mittagessen als Hauptmahlzeit
- drei Stunden vor dem Schlafen nichts mehr essen
- keine kalten Getränke zum Essen
- Milch und Sahne nicht zu salzigem, saurem Essen
- Essen frisch zubereiten, Gewürze verwenden
- Honig nicht über 40 °C erhitzen
- zwei Hände voll genügen pro Mahlzeit
- dem eigenen Geschmack vertrauen lernen

Einfache und effektive Nahrungsmittel sind Ingwer, heißes Wasser, Kurkuma sowie Honig. Mit einem erhöhten Vata kann niemand an Gewicht verlieren, demzufolge kommen Methoden zur Stressreduktion hinzu. Vata wird reduziert durch Ruhe, Wärme, Öl und Regelmäßigkeit. Ein Öl, das Vata und Kapha reduziert, ist z.B. Sahacharadi-Öl. Regelmäßige Entspannungsübungen, die Vata und Kapha reduzieren, sind z.B. Yoga-Übungen mit Vorbeugen, z.B. das Blatt, oder auch Drehübungen wie das Krokodil.

Aushadha: Die besonderen Heilpflanzen zum Fett- und Ama-Abbau (Medohara and Lekhaniya Dravyas)

Heilpflanzen sind seit Menschengedenken unersetzlich. In der ayurvedischen Anwendung müssen sie daher scharf und bitter sein. Demzufolge steht an erster Stelle die „Dreierschärfe" Trikatu. Es feuert Agni an, räumt die Srotas frei und aktiviert den Gewebestoffwechsel.

Nach dem indischen Arzt Vagbhata (Autor des Klassikers „Kern der Medizin") sind 10 Pflanzen fettreduzierend (medohara), darunter Vidanga (Embelia ribes), Nagara (getrockneter Ingwer), Chitraka (Plumbago zeylanica), Erandamula (Rhizinuswurzel) und Haridra (Gelbwurz).

Dazu noch ein nützlicher Auszug: Außerdem sind natürlich Triphala (Amla, Haritaki, Bibhitaki), Guggulu (Commiphora mukul), Vrukshamla (Garcinia indica), Lashuna (Allium sativum) und Gurmar (Gymnea sylvestre) hilfreich im Management von Begleiterkrankungen wie Hyperlipidämie und Diabetes. Gurmar wird auch „Zuckerzerstörer" genannt, es fördert die Verdauung, unterstützt die Funktion der Leber, wirkt gegen Fieber, Schmerzen und Entzündungen. Beim Kauen der Blätter werden die Geschmacksrezeptoren der Zunge für bitter und süß für eine Weile blockiert. Die Schwierigkeit bei der Behandlung mit Heilkräutern: Patienten verlassen sich gern darauf und hoffen, dass eine magische Pille alles wieder richten wird. Es gehört zur Aufgabe von Therapeuten, sie zielsicher zur Eigenverantwortung zu führen, sonst werden die besten Mittel nicht lange nutzen.

Sie kämpfen gegen Cellulite, Rettungsring und Bierbauch? Dann sollte Ayurveda das Mittel der Wahl sein. Leben Sie nach diesem Stil, meiden Sie industrielle Lebensmittel und essen regional wie saisonal. Die momentane Diskussion um Adipositas neigt dazu, alle Verantwortlichkeit für das grundsätzliche Problem auf diejenigen zu schieben, die davon betroffen sind. Das ist jedoch nur zur Hälfte berechtigt. Wenn keiner mehr Nahrungsmittel aus industrieller Fertigung kauft, würde die Nahrungsmittelindustrie aufhören, sie zu produzieren. Jeder von uns kann sich jederzeit verändern, tun Sie es Ihrer Gesundheit zuliebe auch. https://www.zentrum-der-gesundheit.de › Welcher Dosha-Typ sind Sie?

Ob eine Detox-Kur, Entschlackung oder Entgiftung, Sie profitieren in jedem Fall davon. Einige Menschen scheuen sich sogar davor, doch dem Körper tut es gut. Er kann endlich den ganzen Ballast abwerfen und wieder zu sich finden. Übrigens lagern sich die vielen Giftstoffe, die Toxine, im Fettgewebe ein und verhindern sogar das Abnehmen. Ebenso werden die Leber wie die Nieren entlastet und der Körper schaltet seine Reparaturprozesse ein. Eines kommt ebenso hinzu: Die Selbstheilungskräfte werden aktiviert. Demzufolge ist das Entgiften heutzutage ein Muss. Umweltgifte, Schadstoffe, Quecksilber, Asbest und Pestizide in der Nahrung belasten uns. Daher kann eine Entschlackung keineswegs schaden – ganz im Gegenteil. Denken Sie daran, die Giftstoffe in Ihrem Körper lagern sich über die Jahre hinweg ein und nur durch eine Entgiftung und Entschlackung werden die biochemischen Abfallstoffe entsorgt. Das umgangssprachliche Entschlacken nennt man im Ayurveda Ama, was nichts anderes als „unverdaut" heißt. Sind Sie oft müde, schlapp und unkonzentriert? Das kommt sicher nicht von ungefähr. Sie sind einfach total zugemüllt, wenn man das mal so sagen darf. Viele von uns schieben es auf den Stress und die Hektik. Die spielen auch eine Rolle, doch die Giftstoffe in Ihrem Körper sind eher ausschlaggebend.

Vorbereitung ist alles – Wie entgiften Sie?

Sie haben dazu mehrere Möglichkeiten: entweder unter professioneller Anleitung oder mit einem Detox-Plan von zu Hause aus. Wie Sie vorgehen, bleibt selbstverständlich ganz Ihnen überlassen. Das Buch dient nur als Anregung, ist Mittel zum Zweck und ein Ansporn, das Richtige zu tun. Im Vordergrund stehen die Stoffwechselprozesse und der Darm. Wichtig ist: Bauen Sie schon vorher Ihren Stress ab, denn er blockt unser Körpersystem, wir sind voll und ganz auf die Stresshormone eingestellt und produzieren Adrenalin pur. Somit bringt eine Entgiftungskur nicht viel. Sorgen Sie für weniger Stress, mehr Zufriedenheit und für eine Auszeit in diesem Zeitraum. Planen Sie somit die Tage oder Wochen gut ein, in denen Sie Ihre Entschlackungsperioden vornehmen möchten. Zudem sollten Sie gesund sein, dann können Sie auch schon beginnen.

Die Entschlackungskur für daheim

Entgiften Sie mit Detox-Tee

Eine Teezeremonie bringt sogleich etwas Beruhigendes und Spirituelles mit sich. Und Kräutertees sind eine optimale Ergänzung dazu und regen sogleich sehr wirkungsvoll und rein natürlich die Verdauungsorgane an. Bitterstoffe sind dabei hilfreich und diese sind in **Brennnessel-, Löwenzahn- oder Klettenwurzeltee** enthalten. Wunderbar entschlacken können Sie auch mit dem altbewährten **Ingwerwasser bzw. Ingwertee,** ein Klassiker im Ayurveda und eine Bereicherung für Körper und Geist.

Trinken Sie bei der Entschlackungszeremonie nicht irgendeinen Tee, denn schwarzer und grüner Tee ist eher zu meiden. Warum? Beide Sorten enthalten Koffein. Auch Kamillentee ist in dieser Zeit nicht gut für Sie, denn er trägt zu einer langsamen Verdauung bei.

3 Liter am Tag müssen es bei einer Entschlackungskur schon sein. Einen Kickstart bekommt Ihr Stoffwechsel außerdem, wenn Sie gleich nach dem Aufstehen ein Glas warmes Wasser mit 1 Teelöffel frisch gepresstem **Zitronensaft und Honig** in kleinen Schlucken zu sich nehmen. Diese kleinen Dinge im Leben tun dem Körper und der Seele gut.

Detox-Rezepte für die Entgiftungskur

Ein **Plan für das Entschlacken** ist eine sehr gute Idee. Auf der anderen Seite ist es aber nicht unbedingt sinnvoll, einen strengen Detox-Plan mit ganz bestimmten Rezepten aufzustellen. Eine Universalmethode gibt es nicht, da sich die Giftstoffe bei jedem Menschen aus anderen Gründen anstauen und **jeder ein anderes Dosha** hat.

Leckere Suppen sind aber immer eine gesunde Option.

Dafür stehen Ihnen nun zwei **Grundrezepte für leckere Suppen** parat – einfach mal ausprobieren und genießen. Denn Suppen sind zu jeder Jahreszeit optimal und regulieren ebenso den Flüssigkeitshaushalt.

Variante 1:

- 250 g Möhren
- 1 Zucchini
- 1 Stange Lauch
- 1 EL Olivenöl oder Ghee
- 1 Liter Gemüsebrühe

Das Gemüse kurz andünsten und es dann in der Brühe für etwa 10 Minuten köcheln.

Variante 2:

- 100 g Basmatireis
- 50 g Mungbohnen
- 1 TL Ghee
- 2 – 3 dünne Scheiben Ingwer
- Je einen halben Teelöffel Garam masala, Meersalz und Cuminsamen

Wichtig ist in der Zeit der Entgiftung, viel Flüssigkeit zu sich zu nehmen. Daher bieten sich Suppen, ob warm oder kalt, bestens an. Trinken Sie 2 bis 3 Liter am Tag. Es kommt auch auf die Jahreszeit an, somit kann es mehr oder weniger sein. Trinken vertreibt auch den Hunger. Trinken Sie Obst- oder Gemüsesäfte oder wagen Sie sich an einen grünen Smoothie heran. Das entschlackt und ist gesund, Ihre Vitalität und Lebensfreude ist bald geweckt. Gerade der Darm ist auf dieses Zutun angewiesen. Ernähren Sie sich ebenfalls basisch, um einer Übersäuerung entgegenzuwirken.

Gönnen Sie Ihrem Körper ein Fußbad und entgiften Sie zugleich

Die Haut ist das größte Organ unseres Körpers. Praktischerweise können wir auch über sie Ama ausscheiden, und zwar über die Fußsohlen. Wussten Sie eigentlich, dass die Fußsohlen auch als die zweiten Nieren gelten? Somit wären Fußbäder angebracht, auch sie leiten hervorragend die Giftstoffe aus dem Körper aus.

- 1 EL basisches Badesalz
- Wasser mit einer Temperatur von 37 – 40 °C
- 30 – 60 Minuten Badezeit

Wundern Sie sich demzufolge nicht, dass das anfangs klare Fußbad im späteren Verlauf dunkel gefärbt sein kann. Die elektrisch geladenen Ionen im Wasser oxidieren. Ein Fußbad tut zu jeder Jahreszeit gut und entspannt zugleich. Diese kleinen Auszeiten machen den Sinn des Lebens aus. Denn auch beim Fußbad können Sie ganz entspannt Ihre Seele baumeln lassen und Ihr Körper wird es Ihnen danken.

Die Kunst des Entgiftens

Ein Zitat zur Entgiftung: *„Die Überzeugung, dass eine periodische innere Reinigung von Körper und Geist uns Menschen guttut, hat eine große und lange Tradition in vielen Kulturen dieser Welt. So kennt das Christentum die vierzigtägige Fastenzeit vor Ostern als Wochen des bewussten Verzichtes, der Besinnung, der Nächstenliebe und des Gebetes. Solche Perioden der Läuterung helfen auch dem Körper, abgelagerte schädliche Stoffe wieder auszuscheiden. Durch diese Routine erhalten wir unsere Zellen, Gewebe und Organe jung und leistungsfähig."*

Es werden ausgeklügelte Prozeduren bei Ayurveda angeboten, die uns stärken und mehr Energie und Leistungskraft schenken, das ist die bedeutsamste, die „königliche Kur". Doch hält der Ayurveda noch andere hochentwickelte Detox-Praktiken bereit. Auch eine in den Alltag eingebaute Kur für zu Hause kann sehr heilsam sein. Gemeinsam ist bei solchen Verfahren zur Entgiftung, Reinigung und Stärkung, dass sie auf die Schnelle und nebenbei wenig bringen: Es sollte zumindest eine teilweise Auszeit dafür reserviert werden, damit man sein Leben darauf einstellt und die intensive Wirkung sich voll und ganz entfalten kann. Eine Kur im Frühling parallel zum Erwachen der Natur ist sicherlich eine sehr gute Idee. Bieten auch Sie Ihrem Körper dieses wundervolle Frühlingserwachen an. Des Weiteren bieten sich auch andere Jahresabschnitte für eine aktive Reinigungsphase an, die darauf ausgerichtet ist, sich von inneren Giften und den Schlacken zu befreien. Übrigens gab es im Christentum in früheren Zeiten nicht nur eine vorösterliche, sondern auch eine vorweihnachtliche und weitere Fastenzeiten.

Warum ist eine Entgiftung überhaupt notwendig?

Wir sind heutzutage im wahrsten Sinne des Wortes zugemüllt, denn wir sind von einigen schädlichen Stoffen umgeben. Ohne dass wir es bemerken, atmen wir sie ein, trinken oder essen sie. Schädliche Stoffe und Stoffansammlungen sind auf vielfältige Weise im Körper anzutreffen. Das geschieht durch unsere verschmutze Umwelt und Ernährung mit Pestizidbefall oder durch chemische Reaktionen im Organismus. Die Wiederherstellung der Gesundheit ist bei Ayurveda ein wichtiger Aspekt. Ama ist das zentrale ayurvedische Konzept und es steht für Vergiftung und Entgiftung. Ein Zitat dazu: „Ama entspricht dabei in erster Näherung dem sich ansammelnden inneren Schmutz, den der Arzt Otto Buchinger (1878 – 1966) mit dem Wort Schlacken bezeichnete".

Unser Körper dient im Laufe der Zeit und ohne ein Entschlackungsritual bald als wandelnde Müllhalde. Bemerkbar machen sich dann etliche Prozesse im Körpergeschehen. Die Müdigkeit nimmt zu, wir schlafen vermehrt, sind gereizt, antriebslos, leiden unter Verstopfung, haben eine fahle Haut und ein schlechtes Hautbild dazu, und unser Immunsystem macht wohl oder übel schlapp. Viele schädliche Stoffe werden über den Darm entsorgt, aber nicht alle ausgeleitet. Selbst über die Schweiß- und Talgdrüsen der Haut gelangt Unerwünschtes nach draußen. Doch alleine und ohne Beistand kann der Körper das auf Dauer gesehen nicht leisten. So werden bestimmte Stoffwechselrückstände zu Salzen umgewandelt, die sich im Körper ablagern können. Demzufolge setzt sich überschüssige Harnsäure als Salz in den Gelenken ab, das führt dann zum Krankheitsbild der Gicht. Die Entsorgungsmechanismen des Körpers funktionieren mit zunehmendem Alter weniger gut. Dadurch nehmen die Schlacken, Toxine und Säuren in den Geweben zu. Dies kann die Gesundheit auf vielfältige Weise beeinträchtigen.

AMA

Wenn unverdautes im Körper haftet

Was bedeutet Ama? Dazu ein interessanter Auszug: Ama wird als ayurvedisches Parallelkonzept benannt und dient dem Entschlacken. Gerade in unserer industriellen Welt ist dies ein sehr interessanter Aspekt. Es ist tiefgründig und fundamental und das ayurvedische Verständnis von Gesundheit und Krankheit. Es ist zudem der Anreiz für eine bewusste, gesunde Lebensführung. Wörtlich heißt Ama „unverdaut". Auf Ama lassen sich auch alle Krankheiten zurückführen, direkt wie auch indirekt. Als gefährlichstes krankmachendes Agens im Organismus wir Ama beschrieben. Demzufolge lautet ein Synonym von Krankheit im Ayurveda „Amaya", das von Ama ausgeht.

Was ist das Konzept von AMA im Ayurveda?

Die verschiedensten Ursachen treten auf, es kann auch die falsche Ernährung sein und daraus resultiert Ama. Aber auch Stress ist ein Übel unserer Nation und schlägt sich sehr negativ auf den Magen-Darm-Trakt nieder. Überlasten wir unsere Organe, dann entstehen auch ganzheitliche Defizite, die zu Durchfall oder Verstopfung führen können. Und ist der Darm krank, sind es wir auch, denn es heißt nicht umsonst: Die Gesundheit liegt im Darm. Haben wir zu viel Stress, so kann die Nahrung nicht gut verdaut werden. Dadurch tritt dann Ama hervor. Essen Sie dann noch viel Fettes und Süßes, ist der Prozess schon vorprogrammiert. Wer sich nicht ausgewogen ernährt, der löst Stress im Körper aus und Unwohlsein macht sich breit. Sie schlafen schlecht, sind nicht ausgeglichen, und genau dadurch gerät Ihr Körper in Schieflage. Genügend Schlaf, eine gesunde Ernährung und ausreichend Bewegung müssen demzufolge sein. Mehr Ama wird dann im Gewebe angesetzt, wenn man zu einer ungesunden Routine zurückkehrt, und leider wird Ama dann in den Organen und Geweben gespeichert. Es muss die Ausgewogenheit gegeben sein, um das Verdauungsfeuer zu aktivieren. Vieles von dem ist uns fremd, und dennoch leitet sich viel von der ayurvedischen Sichtweise ab. Setzt sich Ama z.B. in der Lunge fest, wird Kapha gestört, und verbinden sich die beiden, dann entsteht ein fester Schleim, der als perfekter Nährboden für eine chronische Bronchitis dient. Wie man sieht, entsteht keine Krankheit einfach nur so, und jede Krankheit für sich macht wie immer das große Ganze aus. Nur der innere Gleichklang kann Etliches verhindern.

Dazu ein Auszug über Kräuter Shodhana:

AMA PACHANA DURCH DEEPANA
(Agni wird erhöht, Ama selber nicht verdaut)
Saunf: Foeniculum vulgare Jeeraka: Cuminum cyminum

AMA PACHANA DURCHANA
(Agni wird nicht erhöht, Ama aber verdaut):
Mustak: Cyperus rotundus
Papeeta: Carica papaya
Shunthi: Zingiber officinale

AMA SHODHANA
Kutaja: Holarrhena antidysenterica

HAUT – UND LEBERREINIGUNG
Daru Haridra: Berberis aristata
Kakamachi: Solanum nigrum
Kalmegh: Andrographis paniculata
Kanchanara: Bauhinia variegata
Neem: Azadirachta indica
Khadira: Acacia catechu

Haridra: Curcuma longa
Kumari: Aloe vera

SCHLEIMABBAU
Pippali: Piper longum
Lavang: Syzygium aromaticum
Tvak: Cinnamomum zeylanicum
Yashthimadhu: Glycyrrhiza glabra
Bibhitaki: Terminalia bellirica

REINIGUNG DER HARNWEGE
Punarnava: Boerhavia diffusa
Bhumyamalaki: Phyllantus niruri
Gokshura: Tribulus terrestris
Varuna: Crataeva nurvala

https://www.ayurveda-journal.de › Ayurvedisches Leben

Wie man sieht, hilft die Natur heilen und nimmt sich sehr verantwortungsvoll unserer Krankheiten an. Wenn man weiß, damit umzugehen, dann sind natürliche Heilmittel perfekt. Mit der Reinigungstherapie „Shodhana" hat Ayurveda ein außergewöhnliches Konzept und Verfahren entwickelt und so können auch Sie alle Organe und Gewebe entgiften. Die Therapie lässt sich als stationäre Kur, aber auch ambulant gestalten. Folglich helfen ayurvedische Maßnahmen gegen Ama, besonders „Lifestyle-Erkrankungen" wie Übergewicht, Bluthochdruck, Magenschleimhautentzündung, Reizdarmsyndrom und andere Verdauungsstörungen, die grundlegend geheilt werden können.

Daher ist es ratsam und empfehlenswert, den Organismus regelmäßig zu entgiften. Es treten Warnhinweise unseres Körpers und Geistes auf, die uns ermahnen. Eine Krankheit ist immer eine Warnung, denn nur so kann sich unser Körper äußern. Nur haben wir schon lange verlernt, es richtig zu deuten. Wir handeln meist nach dem Prinzip der Schulmedizin und schlucken Tabletten, um die Symptome ruhigzustellen. Die Ursachen bekämpfen wir dennoch nicht. Vagbhata, der Verfasser wichtiger klassischer ayurvedischer Schriften, zeigt die zehn Anzeichen auf, die mit Doshas verbundenes Ama aufweisen. Starten Sie in jedem Fall ein Detox-Programm, wenn Sie fünf oder mehr dieser Symptome an sich bemerken. **Dazu ein Auszug:**

Srotorodha: Verstopfung der Körperkanäle
Bala Bhramsha: Schwäche
Gaurava: Schwere im Körper oder in Körperteilen
Anila mudhata: Vata ist inaktiv – keine Bewegung im Körper
Alasya: Lethargie, Antriebsarmut
Apakti: Verdauungsstörung
Nishthiva: Speichelansammlung im Mund (Spuckdrang)
Mala Sangha: Ansammlung von Abfallprodukten (Mala)
Aruchi: Geschmacksverlust oder Appetitlosigkeit
Klama: Erschöpfung, ohne etwas getan zu haben

Ama Garavisha wird dieser Vorgang genannt, wenn Ihr Körper mit Schadstoffen überlastet ist. Dazu gehören im Allgemeinen Umweltgifte, Antibiotika, Schwermetalle, Toxine aus Bakterien oder Lebensmitteln. Häufig treten die Symptome plötzlich auf, denn Ihr Körper benötigt dringend Hilfe und versucht, sich mitzuteilen und auch zu wehren.

Panchakarma – Die ayurvedische Detox-Kur

Diese ayurvedische Detox-Kur wird ganz an Ihre Situation und Person angepasst. Sie ist individuell wie auch speziell und wie folgt zusammengefasst. Ein Zitat dazu: „Eine Vorbereitungsphase von idealerweise 2 bis 4 Wochen, eine Hauptkur von 4 Wochen und eine Nachkur von 2 bis 4 Wochen stehen auf dem Wohlfühlprogramm." In der Vorbereitungsphase muss sich Ama von den Doshas lösen, sonst kann die Behandlung von Dosha-Imbalancen in der Hauptkur nicht stattfinden. Daher verzichten Sie nicht auf die Vorbereitungsphase, nur so machte diese ayurvedische Detox-Kur überhaupt Sinn. Ohne Vorbereitung und die Reinigungstherapie wird sich kein sonderlicher Erfolg einstellen. Durch Vamana (Erbrechen), Virechana (Abführen) und Shodana

(Einläufe) wird ausgetrieben und dies ist ein wichtiger Bestandteil davon.
Dazu ein Auszug:

1. Zunächst wird deshalb, wenn die Kur nach klassischen Vorschriften abläuft, Agni mit verdauungsfördernden Mitteln gestärkt und Ama so von den Doshas wieder gelöst. Die „Dreierschärfe" (Trikatu) von Ingwer, schwarzem Pfeffer und Langpfeffer ist dabei eine wichtige Kombination von Gewürzen. Ayurveda nennt eine lange Liste von Pflanzen, die Ama entweder direkt verdauen oder das Verdauungsfeuer so stärken, dass Ama verbrannt werden kann. Einfach anzuwenden sind vor allem die Gewürze.

2. Snehana und Svedana: mit Öltherapien löst man weiter die Doshas vom Gewebe. Mit Wärmebehandlungen verflüssigt man die Doshas und bringt sie an den nächstmöglichen Ort der Verdauung, also in den Magen (bei gestörtem Kapha), in den Dünndarm (bei gestörtem Pitta) oder in den Dickdarm (bei gestörtem Vata).

3. Schließlich können die so gesammelten Doshas mit Erbrechen, Abführmitteln und Einläufen entfernt werden. Auch Nasenspülungen (bei Kapha) und Aderlass (mit Blutegeln, bei Pitta) werden eingesetzt.

Wir können mit Ayurveda sehr wohl unsere Zivilisationskrankheiten heilen und das sieht wie folgt aus. Ein Beispiel von einem 50-jährigen Mann: Wie effektiv und rasch Panchakarma wirken kann, erfahren unsere Patienten tagtäglich. Ein 50-jähriger Manager beispielsweise kam mit Bluthochdruck, Diabetes II, erhöhten Cholesterin- und Leberwerten, Übergewicht und jeder Menge Stress. Bereits nach 14 Tagen Intensivkur und weiteren acht Wochen mit Ernährungsumstellung war sein Blutdruck normal mit Werten von 130 / 80, obwohl er vor der Kur trotz Medikamenten Werte um 180 / 100 mmHg hatte. Sein Langzeitzucker war nach der Kur unauffällig. Er hatte 13 kg Gewicht verloren und sich wieder für einen regelmäßigen Rhythmus von Essen, Schlafen und Arbeiten sensibilisiert. Alle Ama-Zeichen waren verschwunden. Er fühlte sich rundherum wieder so wohl wie schon zwanzig Jahre davor nicht mehr. Hausärzte können sich diese Verbesserungen im Gesundheitszustand ihrer Patienten kaum erklären!

Wenden Sie eine Kur gegen leichte Ama-Beschwerden zuhause an
Zunächst sollte man sich fest vornehmen, nicht noch mehr Ama im Körper zu erzeugen, also:

- Den Tag mit einem Glas heißem Wasser beginnen.
  Auch ein aromatischer Aufguss der „Dreierschärfe" Trikatu (Ingwer, schwarzer Pfeffer, Langpfeffer) bringt den Tag in Schwung. Ergänzen Sie dabei Trikatu je nach Geschmack durch Gewürze der folgenden Liste: Koriander, Nelken, Kreuzkümmel, Kardamom, Zimt, Senf. Die Gewürze mit gekochtem, auf 60 °C abgekühltem Wasser aufgießen und bei geschlossenem Deckel 10 Minuten ziehen lassen. Es gibt natürlich noch andere Möglichkeiten des Aufgusses, das ist die einfachste!
  Milch und Sahne nicht mit Saurem, Salzigem, Fisch, Fleisch und Alkohol mischen. Das fängt beim Frühstück an: Müsli ohne Obst, salziges Brot nicht zusammen mit Milchkaffee.
- Honig und Ghee nicht in gleichen Mengen zusammen essen.
- Joghurt nicht mit Zitrusfrüchten zusammen essen.
- Eiskalte Getränke und Speisen nicht zusammen mit heißen Getränken und Speisen einnehmen.
- Milchprodukte möglichst meiden (Abishyandi: Sie blockieren die Srotas, die feinen Kanäle im Körper. Um die Verdauung von Ama anzuregen, gibt es zwei wichtige Mittel: Gut gekochtes Wasser über den Tag in kleinen Schlucken trinken und Bewegung.

Nun kommen wir zur Ernährung, damit sich das Ayurvedakonzept richtig durchsetzen kann und die Kur auch wirklich wirkt und sinnvoll ist.

Für die Ernährung gilt:

- Feste Nahrung durch suppige Nahrung ersetzen (Gemüsesuppen, Reissuppe, Kitchari, Mungdhal, frisch gepresster Obstsaft morgens, warme, 1,5%ige Milch möglichst als Abendessen).

- Zum Kochen häufig folgende Gewürze benutzen: Trikatu (Ingwer, Langpfeffer, Schwarzer Pfeffer), Koriander, Nelken, Kreuzkümmel, Kardamom, Zimt, Senf.
- Schwer verdauliche Nahrungsmittel meiden, die ähnliche Eigenschaften wie Ama haben (kalt, schwer, schleimig, klebrig).

Auch die folgenden Verdauungstees bauen Ama ab:

- Vacha (Acorus calamus – Kalmus)
- Nagarmotha (Cyperus rotundus – Nussgras)
- Pitt Papada (Fumaria offcinalis – echter Erdrauch) und Shunthi (Zingiber officinalis – Ingwer).

Für die tägliche Routine gilt:

- Vor 22.00 Uhr ins Bett, früh wieder aufstehen.
  Nicht nach dem Mittagessen schlafen!
- Morgens nach dem Aufstehen die Zunge reinigen und die Nase mit Salzwasser spülen.
- In Ruhe essen und danach noch fünf Minuten sitzen bleiben.
- Nicht essen, bevor die letzte Mahlzeit verdaut ist. In aller Regel ist das frühestens drei Stunden nach der vorherigen Mahlzeit der Fall.

Dazu noch ein paar Tipps für daheim:

Gut für die Kur daheim ist es, regelmäßig mit wettergemäßer Kleidung spazieren zu gehen. Nehmen Sie sich Zeit für Entspannung mit Yoga, Pranayama und Meditation.

Ayurvedische Mittel, die für regelmäßigen Stuhlgang sorgen, sind Flohsamen (Psyllium) oder auch Triphala: 2 Tabletten abends mit heißem Wasser wirken wahre Wunder. Mit diesen einfachen Anwendungen können Sie Ama sicher entfernen und, regelmäßig durchgeführt, auch gut den Erfolg einer Panchakarma-Kur erhalten. Vielleicht nehmen Sie sich jetzt gleich Ihren Terminkalender vor und streichen sich beispielsweise die Woche vor Ostern rot an. Machen Sie diese Woche zu Ihrer Detox-

Woche und besorgen Sie sich Rezepte für leckere Gemüsesuppen am Abend. Planen Sie Ihre sportlichen Aktivitäten neu. Schnuppern Sie sich durchs Teeregal für einen leckeren Detox-Tee (zum Beispiel mit Ingwer, Brennnessel, Lemongras). Animieren Sie vielleicht noch Arbeitskollegen oder Freunde mitzumachen, gemeinsam fällt das Detox-Programm viel leichter!

Sie entgiften Körper und Geist, erzielen eine gewisse Leichtigkeit und regen zugleich den Stoffwechsel und die damit verbundene Fettverbrennung an. Bedenken Sie auch, eine Detox-Kur ist kein Fasten! Im Vergleich zum kompletten Verzichten auf Nahrungsmittel, wie beim strengen Fasten, zielt eine Detox-Kur meist darauf ab, all das zu eliminieren, was Ihnen nicht guttut, jedoch durch die liebe Gewohnheit und Bequemlichkeit meist fest zum Alltag gehört. Darunter fallen in erster Linie säurebildende und saure Lebensmittel, Genussgifte und Getränke wie Kaffee und schwarzer Tee, weißer Zucker, chemische Süßstoffe und weißes Mehl. Aber auch Farb- und Konservierungsmittel, Fertigprodukte, übermäßiger Fleisch- und Milchkonsum (kalte Milch, Joghurt und harter Käse) sowie Alkohol und Zigaretten belasten den Organismus auf Dauer und bringen den Säure-Basen-Haushalt aus dem Gleichgewicht. Die Folge: Der Körper lagert die Säuren ein und wir fühlen und müde und schlapp.

Was muss ich bei einer Ayurveda-Detox-Kur beachten?
Da stehen etliche Möglichkeiten parat wie das einfache Entschlacken bis hin zur kompletten Entgiftung und der ayurvedischen Pancha-Karma-Kur. Wählen Sie demzufolge die Kur aus, die zu Ihnen passt, und das mit Bedacht. Denn nur wenn Sie sich auf Ihr körperliches und seelisches Befinden einstellen, ist eine Entgiftung sinnvoll. Und nehmen Sie sich dafür Zeit, das kann an den freien Tagen, am Wochenende oder im Urlaub sein. Im Ayurveda wird auch nicht das komplette Fasten empfohlen, denn Ihr Körper soll sich wohlfühlen und nicht leiden. Schwangere und Stillende sollten nicht fasten, das wäre zu entbehrungsreich. Immerhin ist ein Kind mitzuversorgen. Trinken ist ein Muss bei einer Detox-Kur, so schwemmen Sie die Giftstoffe aus. Den Stoffwechsel anregen kann so

einfach sein und man aktiviert die Leber, Nieren und Lymphe gleich mit. Wenn Sie Getränke zu sich nehmen, bitte ungesüßt, sonst treiben Sie den Insulinspiegel voran, der wiederum das Abnehmen verhindert, und Sie möchten ja auch die Ausscheidungsorgane reinigen. Behalten Sie deshalb Ihren Körper im Auge. Denn nur wenn Sie gesund sind, können Sie die volle Lebensenergie entfalten. Mit dem **ganzheitlichen Ansatz von Ayurveda** sorgen Sie dafür, dass sowohl Ihr Körper als auch Ihr Geist sich erholt und glücklich ist. **Was genau Gesundheit im Ayurveda bedeutet** und welche **Tipps Sie aus der ayurvedischen Heilung anwenden können,** wenn es Ihnen nicht gutgeht, erfahren Sie hier.

Wann ist ein Mensch eigentlich gesund?

Die Frage mag etwas banal klingen, aber wir nehmen unsere Gesundheit leider oft zu wenig ernst und auf die leichte Schulter. Denn aus unserer westlichen Sicht heißt gesund sein meist nichts weiter als die Abwesenheit von Krankheit. Im Ayurveda bedeutet Gesundheit jedoch, **mit sich und seiner Umwelt im Einklang zu leben**. Leider tun wir das nicht und sehen uns dann schon als gesund an, wenn wir nicht krank sind. Zum Glück erkennen immer mehr Menschen, dass **Gesundheit etwas Individuelles ist** und daher **von der eigenen körperlichen und psychischen Verfassung abhängt**. In der Ayurveda-Medizin wird diese ganzheitliche Sichtweise schon seit Jahrtausenden erfolgreich angewendet, bei uns leider noch nicht. Im Prinzip sind wir nur dann wohlauf, wenn unsere innere Balance und Harmonie stimmen und wir mit uns im Reinen sind. Demzufolge sind wird nur dann gesund, wenn alle Doshas ausgeglichen sind. Wie bereits bekannt, verfügen wir alle über drei Doshas: Vata, Pitta und Kapha. So stellt jeder einen individuellen Konstitutionstyp dar. Körper und Geist sind nun mal eins, denn der Körper und die Psyche sind untrennbar. Ist die Seele krank, ist es der Körper auch. Das innere Gleichgewicht zu finden ist für viele sehr schwer. So entstehen etliche Krankheiten und wir fühlen uns unwohl. Das wurde auch in Studien belegt. Eine Krankheit ist nämlich die Art unseres Körpers, uns zu zeigen, dass wir ihm **mehr Achtung schenken** müssen.

Wie entsteht ein Ungleichgewicht der Doshas?

Es gibt viele Möglichkeiten, warum die Doshas in Schieflage geraten. Wir nutzen unsere Sinne nicht richtig und gerade die Lebensweise des jeweiligen hat große Auswirkungen auf Körper und Geist. Demnach lautet das Ungleichgewicht Exzess, und das passiert durch zu viele Sinnesreize. Wir konzentrieren uns zu sehr auf eine Sache, die mit der Zeit sehr belastend wird. So entsteht dann eine Disharmonie und der Stress und die falsche und einseitige Ernährung tun ihr Übriges. All das stört das innere Gleichgewicht. Je mehr wir unseren Körper überfordern, desto schneller lässt er uns diese Belastung auch spüren.

Was bedeutet die Heilung und Gesundheit bei Ayurveda?

Aus der ayurvedischen Sicht bedeutet Heilung, die **Harmonie von Körper und Psyche wiederherzustellen**. Demzufolge wird nicht punktuell auf das Befinden eingegangen. Ein ayurvedischer Praktiker berücksichtigt alle Ihre individuellen physischen und emotionalen Bedürfnisse und stellt einen Therapieplan zusammen. Er ist maßgeschneidert und nur auf Sie ausgelegt. Aber auch selbst können Sie jederzeit **vorsorglich auf Ihren Gemüts- und Gesundheitszustand achten**, um Krankheiten erst gar keine Chance zu geben.

Wie Sie Ihre Gesundheit fördern können

Im Ayurveda hängt Gesundheit vor allem mit der Ernährung zusammen. Daher heißt es auch nicht umsonst: Du bist, was du isst. Wenn Sie immer darauf achten, **Agni, Ihr Verdauungsfeuer, anzuregen**, kommt Ihr Körper mit Nahrungsmitteln besser zurecht und Sie fühlen sich besser. Dafür ist es besonders wichtig, dass Sie **auf eine typengerechte Ernährung achten**, die individuell auf Sie abgestimmt ist. Auch **Massagen und sanfte körperliche Betätigung** können effektiv zur Vorbeugung von Krankheiten beitragen. Wenn Sie Ihren Körper nun doch einmal überbeansprucht haben und Sie schon die Folgen davon spüren, dann können Sie einiges dafür tun, um wieder ins Gleichgewicht zu kommen.

Was Sie bei Krankheiten tun können

Eine **Entschlackungskur kann Ihrem Bewusstsein helfen, zur Ruhe zu kommen**, sodass Sie wieder zu Ihrer Mitte finden. Sie bringt auch eine seelische Entlastung und sorgt für eine tiefe Reinigung und Erleichterung. Mit **unterschiedlichen Meditationstechniken** können Sie Ihren Geist zur Ruhe kommen lassen, was schließlich ebenfalls dazu führt, dass Ihr Körper geheilt wird. Da Gesundheit und Wohlbefinden im Ayurveda aber vor allem eine individuelle Angelegenheit sind, ist auch die Balance Ihrer Doshas wichtig. Wenn Sie sich nicht wohlfühlen, könnte es sinnvoll sein, **einen Dosha-Ausgleich vorzunehmen**.

Einen Dosha-Ausgleich machen: Wie geht das?

Jedes Dosha ist für die unterschiedlichsten Bereiche in unserem Körper verantwortlich. Wenn nun ein oder mehrere Doshas im Übermaß vorhanden sind, kommt es schnell zu unangenehmen Beschwerden, vielleicht kennen Sie das auch. Mit ein paar einfachen **ayurvedischen Ernährungs- und Gesundheitsmaßnahmen** können Sie diesen Überschuss wieder ausgleichen und Ihr körperliches und psychisches Wohlbefinden steigern.

Zu viel Vata-Dosha

Eine warme Tasse Ingwerwasser ist für Vata-Typen besonders wohltuend. Demzufolge ist das Vata-Dosha vor allem für unsere mentalen und physiologischen Aktivitäten verantwortlich. Wenn Sie zu viel Vata in Ihrem Körper aufweisen, merken Sie das etwa an **zu trockener Haut, Verstopfung oder Schlafstörungen**. Fühlen Sie sich **besonders nervös und ängstlich**? Auch das kann mit einem erhöhten Vata-Dosha zusammenhängen. Gehen Sie dabei wie folgt vor:

Wärmende und leicht verdauliche Speisen wie Suppen erwärmen das kühle Vata-Dosha und wirken beruhigend. Ein Kompott aus süßen Früchten oder Wurzelgemüse ist ebenso wohltuend wie eine warme Tasse Ingwerwasser am Vormittag. **Reduzieren Sie nach Möglichkeit auch belastende Stressquellen** und geben Acht, in einer ruhigen und entspannten Atmosphäre zu essen. Wenn Sie dazu noch **regelmäßig meditieren**, werden Sie spüren, wie ruhiger und gelassener Sie werden.

Zu viel Pitta-Dosha

Alle Umwandlungsprozesse werden über Pitta reguliert, das kann die Energiegewinnung, Nahrungsaufspaltung und Temperaturregelung sein. Zu viel davon macht sich mit Hautkrankheiten, Migräne, Gastritis, Wut oder hitzigen Emotionen bemerkbar. Saure wie auch scharfe Ernährung muss vermieden werden, denn dadurch wird das feurige Pitta-Dosha nur noch mehr verstärkt. Eine Portion Salat oder Rohkost und ein kühles Bad am Morgen dämpfen das Pitta-Dosha. Das Bad sorgt zugleich für eine angenehme Abkühlung und regt den Kreislauf, den Stoffwechsel und die Durchblutung an.

Zu viel Kapha-Dosha

Stärke, Kraft und ein robustes Immunsystem wie auch die Stabilität und gesunde Gelenke gehen vom Kapha-Dosha aus. Ein Überfluss macht sich durch Übergewicht und eine Verschleimung im Brustbereich bemerkbar. Gehören Sie zu diesem Typ dann sollten Sie auf kalte, schwere und schleimige Speisen wie Käse, Fleisch oder Milchprodukte verzichten. Versuchen Sie es stattdessen mit **leichter und anregender Ernährung mit scharfen Gewürzen**, um Ihren Stoffwechsel anzukurbeln. Lassen Sie auch **überflüssige Zwischenmahlzeiten** weg und essen generell ein bisschen weniger. Ein bis zwei Tassen heißes Ingwerwasser mit etwas Honig sind demzufolge besonders gut.

Welche Krankheiten und Beschwerden kann man mit Ayurveda behandeln?

Hauptsächlich wird Ayurveda zur Verbesserung des Allgemeinbefindens und zur Vorbeugung von Krankheiten angewandt. Massageanwendungen und eine Ernährung gemäß der Energiedoshas sind perfekt. So können folgende Behandlungsbereiche einbezogen werden:

Migräne, Depressionen, Allergien, Asthma, Übergewicht, Neuralgien, Gastritis, Befindlichkeitsstörungen, Neurodermitis, Schlafstörungen, Burnout, Tinnitus, Herz-Kreislauf-Erkrankungen, Menopause, Rückenschmerzen und allgemeine Zivilisationskrankheiten.

Wie steht Ayurveda zur Schulmedizin?

Im Prinzip steht die Ayurveda-Therapie immer als eine langfristige Ergänzung zur Schulmedizin. Sie grenzt sie nicht aus und kann mit einer Langzeitanwendung gerade bei psychosomatischen und chronischen Erkrankungen unterstützend eingesetzt werden. Dabei wurden schon hervorragende Ergebnisse erzielt. So werden Massagen, eine gezielte Ernährung, die ayurvedischen Therapien wie auch die reinigende Panchakarma-Kur mit eingesetzt. Die mentale Ruhe und Entspannung führt zu Regenerationsprozessen und aktiviert die Selbstheilungskräfte. Das baut den Körper und den Geist wieder auf.

Welche Möglichkeiten bietet die ayurvedische Medizin?

Der Schwerpunkt bei Ayurveda liegt auf der Prävention. Darüber hinaus können zahlreiche Beschwerden und Symptome behandelt werden. Ein ayurvedischer Arzt erkennt sogar oftmals eindeutige Symptome, die für den Schulmediziner zu unspezifisch sind. Das ist einer der großen Vorteile von Ayurveda. Bei der ayurvedischen Lehre geht es darum, den Menschen zu behandeln, nicht lediglich eine seiner Krankheiten.

Die Grenzen einer ayurvedischen Behandlung

Nichtsdestotrotz stößt auch die indische Medizin an gewisse Grenzen. Es gibt einige wenige Krankheitsfälle, die **nicht** ayurvedisch behandelt werden können:

- akute medizinische Notfallmaßnahmen
- erforderliche Operationen
- schwere Erkrankungen mit einer notwendigen Intensivpflege

Möchten Sie sich etwas Gutes tun, ist es in jedem Fall ratsam, einen kompetenten ayurvedischen Arzt aufzusuchen, der anhand Ihrer individuellen Situation am besten festlegen kann, in welchem Umfang welche Behandlungsstrategien angewendet werden sollten. Außerdem lassen sich westlich definierte Krankheitsbezeichnungen nicht eins zu eins auf ayurvedische Krankheitsbilder übertragen. Die folgende Übersicht kann demnach lediglich zur groben Orientierung dienen und bietet eine Hilfestellung an. **Dazu ein interessanter Auszug:**

- **Allergien:** Fehlreaktionen auf Pflanzen, Nahrungsmittel oder auch die Umgebung einer Person, Unverträglichkeiten (Intoleranzen) eingeschlossen
- **Atemwegserkrankungen:** Asthma bronchiale, Chronische Bronchitis sowie Sinusitis (Nasennebenhöhlen)
- **Bewegungsapparat:** Jegliche Rückenschmerzen und deren auslösende Beschwerden, Weichteilrheuma (Fibromyalgie), entzündliche Gelenkerkrankungen (chronische Polyarthritis); Rheuma und Arthrose sind zwar auch ayurvedisch unheilbar, jedoch konnte oftmals eine deutliche Verbesserung sowohl bei der Lebensqualität von Patienten als auch bei der Beweglichkeit der Gelenke beobachtet werden. Außerdem war es möglich, Schmerzen und eventuell schulmedizinische Medikamente zu reduzieren.
- **Gynäkologie:** Endometriose, Myome, Menstruationsbeschwerden, Unfruchtbarkeit sowie Wechseljahreserkrankungen (Menopause)

- **Haut:** Allergische Erkrankungen, Akne, Psoriasis (Schuppen-flechte), Neurodermitis, vielfältige Entzündungen, trockene Ekzeme oder Schuppen sowie Cellulite
- **Herz-Kreislauf-System:** Hypertonie (Bluthochdruck), Durchblutungsstörungen wie Arterienverkalkung (Arteriosklerose), Koronare Herzerkrankungen, Angina Pectoris oder die Schaufensterkrankheit
- **Nervensystem:** Schon die Originaltexte der klassischen ayurvedischen Ärzte beschreiben die Erkrankung der Multiplen Sklerose und geben Empfehlungen für ihre Behandlung. Zum vegetativen Bereich gehören hier jegliche Kopfschmerzen wie auch Migräne, Schlafstörungen sowie Nervosität.
- **Onkologie:** Bei Patienten, die sich von den Folgen einer Chemotherapie erholten, konnten sichtbare Erfolge erzielt werden bezüglich der Regeneration des Körpers. Das schließt die seelische und körperliche Stabilisierung sowie eine Besserung der Immunlage ein.
- **Psychische Störungen:** In der westlichen Schulmedizin werden Ängste, Panikattacken, Depressionen und Burnout beinahe ausschließlich unter seelisch-sozialen Aspekten untersucht. Da sich im Ayurveda Psyche und Körper nicht voneinander trennen lassen, finden zahlreiche weitere Faktoren Berücksichtigung, die psychische Störungen mit verursachen können.
- **Schilddrüse:** Die zwei wichtigsten und häufigsten Krankheitsbilder der Schilddrüsenüberfunktion (Hyperthyreose) sind das sogenannte autonome oder toxische Adenom und die Basedow-Erkrankung.
- **Stoffwechsel:** Übergewicht, Diabetes I und II, Fettstoffwechselstörungen (Cholesterin- und Triglyceridspiegel)
- **Tinnitus:** Dauerhaft oder unterbrochen auftretende Ohrgeräusche, die oft lediglich vom Patienten selbst wahrgenommen werden können
- **Verdauungsapparat (Magen/Darm):** Verschiedene Darmentzündungen wie Colitis (Dickdarmentzündung) einschließlich Colitis

Ulcerosa und Morbus Crohn (Dünndarmentzündung), Darmträgheit, Gastritis, Magen-/Darmgeschwüre sowie der Reizdarm (Colon irritabile, Spastisches Colon, Colica mucosa)

Wer für sich Ayurveda entdeckt hat, beugt etlichen Krankheiten vor und ist sogar davor gefeit. Heilen, lindern und vorbeugen ist ganz das Metier. Dennoch kann man Ayurveda nicht als Notfallmedizin ansehen, aber als eine Tradition, die den Körper und Geist als eine Einheit ansieht, ihn respektiert und sich ihm behutsam und mit Bedacht annimmt.

Eine angenehme und schonende Anwendung wird der Ayurveda-Kosmetik zugesprochen. Denn die Produkte bestehen aus natürlichen Bestandteilen und einer typenspezifischen Zusammensetzung der Pflegeprodukte. So gibt es Reinigungs- und Pflegemittel für den Körper, das Gesicht und die Haare und diese bieten eine optimale Verträglichkeit an. Sie können, wenn es schnell gehen muss, zu speziellen Pflegemitteln greifen, die Sie von den Herstellern kaufen können. Achten Sie immer auf deren Seriosität und die Inhaltsstoffe. Ansonsten können Sie in der Herstellung selbst Hand anlegen. **Dazu ein Auszug:**

Reinigung

Reinigung am Abend für normale Haut
Mischen Sie 1 EL Kichererbsenmehl mit je 5 ml Milch und Wasser und reinigen Sie damit das Gesicht.

Reinigung am Abend für Kapha-Konstitution
Erhitzen Sie 1 TL Muskatpulver in Senföl. Kühlen Sie das Öl auf Körpertemperatur, filtern Sie es und massieren Sie es auf die Haut auf. Öl, das nicht in die Haut eingedrungen ist, sollte mit einem Papiertuch oder einem warmen Handtuch abgewischt werden.

Reinigung am Abend für Pitta-Konstitution
Bereiten Sie eine Paste aus 1 EL Gerstenmehl, 1 TL Süßholzpulver und Rosen- oder destilliertem Wasser zu. Auftragen und nach wenigen Minuten mit kaltem Wasser abwaschen.

Reinigung am Abend für Vata-Konstitution
Massieren Sie das Gesicht mit Kshirabala oder Sesamöl. Öl, das nicht in die Haut eingedrungen ist, sollte mit einem Papiertuch oder einem warmen Handtuch abgewischt werden.

Zur Verjüngung, Belebung und Straffung

Verjüngende Nachtbehandlung

Tragen Sie vor dem Schlafengehen Kshirabala 101 auf die Gesichtshaut auf. Dies ist ein 101-mal potenziertes Öl mit Extrakten von Bala (Sida cordifolia) und Milch (Kshira) und wirkt Wunder. Man riecht zwar für eine Nacht wie eine Kuh, aber der Erfolg ist schon am nächsten Morgen zu sehen.

Vitaminisierung und Belebung der Gesichtshaut

Bereiten Sie eine Paste aus Amlapulver, Honig und Rosenwasser zu. Tragen Sie die Paste auf die Haut auf. Nach 15 – 20 Minuten können Sie die Maske mit warmem Wasser abwaschen.

Straffen und Beleben der Gesichtshaut

Mischen Sie eine Paste aus Granatapfelschale, einer Prise Muskat und Rosenwasser. Tragen Sie diese auf. Nach 15 – 20 Minuten mit kaltem Wasser abwaschen.

Antiseptische, stimulierende Maske

Stellen Sie eine Paste aus pulverisiertem Salbei, Rosmarin und Basilikum sowie Ghee her. Tragen Sie diese auf. Nach 15 – 20 Minuten können Sie die Maske mit lauwarmem Wasser abwaschen.

Maske zur Belebung der Durchblutung

Bereiten Sie eine Paste aus Salbei, Minze, Wacholderbeeren, geschälten Mandeln, frischem Wasser und Milch zu. Tragen Sie die Mischung auf die gereinigte Haut auf. Nach 15 – 20 Minuten können Sie die Maske mit warmem Wasser abwaschen. Die gleiche Mischung können Sie auch täglich in Dosen von 1 g einnehmen.

Hautpflege und Pflegesubstanzen

Ideale Pflegesubstanzen für die Vata-Haut

Sesamöl, Mandelöl, Olivenöl, Kichererbsenmehl, Sahne, saure Sahne, Joghurt.

Ideale Pflegesubstanzen für die Pitta-Haut
Ghee, Mungbohnenmehl, Milch, Rosenwasser.
Ideale Pflegesubstanzen für die Kapha-Haut
Senföl, Bockshornkleesamen, Gerstenmehl, Honig.
Herstellung von Körperöl für die Vata-Konstitution
Kochen Sie 300 g getrocknetes Basilikum, 100 g Zimt und 50 g Kardamom in 4 Litern Wasser, bis nur noch 1 Liter Flüssigkeit übrig bleibt. Filtern Sie dieses Dekokt und kochen Sie es in 1 Liter Sesamöl, bis alle Wasseranteile aus dem Dekokt verdampft sind.

Gönnen Sie sich natürliche Zutaten und in Öl aufbereitete ayurvedische Heilkräuter, die sich mit der Tradition von damals und der Moderne von heute vereinen und ein Jahrtausende altes Ritual der Schönheit auflodern lassen. Die Haut ist unser größtes außen liegendes Organ und schützt uns vor Umwelteinflüssen. Somit müssen wir ihr durch ein erprobtes Behandlungskonzept diesen Schutz auf rein natürliche Art zurückgeben. Das ist die Basis für eine gesunde und wirkungsvolle Hautpflege, die auch Ihre Haut hegt und pflegt.

Ayurveda, Yoga und die Meditation

Man könnte sie Brüder und Geschwister nennen, denn sie treten gemeinsam die ganzheitliche Heilkunde an, immer unter dem Aspekt, das menschliche Leben zu berücksichtigen. Wir im westlichen Kulturkreis praktizieren leider einen sehr ungesunden Lebensstil. Die Schulmedizin und die Medikamente werden es schon richten. Doch eine Fehlernährung, Bewegungsmangel, Alkohol und Nikotin verheißen nichts Gutes. Daraus resultieren etliche Zivilisationskrankheiten, Verspannungen und auch Depressionen. Im Ayurveda sind seit Langem eine gesunde Ernährung, ein regelmäßiges Bewegungstraining und eine positive Lebenseinstellung das, was uns glücklich und alt werden lässt.

Yoga-Asanas im ayurvedischen Verständnis

- So versucht die ganzheitliche Therapie im Ayurveda zusätzlich zur Ernährungsweise, die dem Dosha-Typ entspricht, durch regelmäßige Ruhepausen mit Entspannungsübungen und Asanas aus dem Yoga, mit Besinnung auf eine gesunde Atmung und mit Öl-Massagen, die Harmonie der Doshas im Organismus wiederherzustellen. Die Vielfalt dieser Heilmethoden dient letztlich dem einen Ziel: die natürlichen Heilkräfte des menschlichen Organismus neu zu entdecken und fortlaufend weiter zu unterstützen.

- Yoga in diesem Zusammenhang bedeutet nicht, lange einen Kopfstand zu machen oder gymnastische Übungen durchzuführen. Die Asanas des Yoga sollen zur Einheit des Bewusstseins führen, d.h. die gegensätzlichen Kräfte, die in unserem Körper wirken, gleichen sich aus und harmonisieren sich. Bei den Stellungen der Yoga-Asanas nimmt der Übende bewusst Kontakt mit seinem Körper auf und erlebt, wie körperliche Blockaden und Spannungen sich auflösen. Dadurch kann Energie im Körper des Übenden wieder fließen und eine neue Kraft erfüllt sein Körper-Geist-System. Anleitungen, wie und wo man Yogaübungen durchführt, gibt es reichlich im Bereich der Medien, der Literatur und bei Kursen verschiedener Krankenkassen.

- Der Harmonisierung des Energieflusses im Körper dienen auch die verschiedenen Massage-Anwendungen im Ayurveda. Der Stirn-Öl-Guss wird zumeist mit einer sehr tiefen Entspannung erlebt, führt besonders zur Lockerung der Muskulatur und ist für Patienten mit Kopfschmerz, Schlafstörungen, Konzentrationsstörungen und Bluthochdruck sehr heilsam.

Transzendentale Meditation als Bestandteil der ayurvedischen Lehre

- Zu ähnlichen Erfolgen führt auch die aus dem Ayurveda bekannte Transzendentale Meditation (TM). Durch diese einfache und natürliche Methode erfuhren schon viele Menschen tiefe Ruhe und Entspannung. Diese Meditation versucht, den Geist durch Konzentration auf ein kurzes Klangwort (Mantra) zur Ruhe zu bringen. Gewöhnlich gehen uns viele Gedanken durch den Kopf, wenn wir längere Zeit einmal ganz still sitzen, liegen oder einfach ausruhen wollen. So ist es anfangs auch bei der TM, und das beobachtet der Meditierende wie ein Zuschauer, der einen Film sieht. Durch die weitere Konzentration auf das Mantra verdrängt er diese Gedanken nicht, bleibt aber „Zuschauer" und behält somit Abstand zu dem, was in seinen Gedanken hochkommt. Er bleibt in seinem Ruhezustand und erlebt, wie sich langsam seine Gedanken wieder verflüchtigen und zunehmend mehr innere Ruhe, Wohlbefinden, Zufriedenheit und Glück in seinem Bewusstsein Raum gewinnen. In der Regel wird empfohlen, morgens und abends für 15 bis 20 Minuten zu meditieren. Durch regelmäßige Meditation manifestiert sich dieser Bewusstseinszustand und dies führt zu einer heilsamen körperlichen und geistigen Regeneration, verbessert das Konzentrationsvermögen und lässt zu neuer Kreativität finden.

Wer sich regelmäßig und in Maßen bewegt, der nimmt sich seiner Gesundheit und dem Wohlbefinden an. Denn Sie wissen ja: Wer rastet, der rostet – wie wahr, wie wahr.

Die ayurvedische Ernährung

Die alte traditionelle Heilkunst bedeutet nichts anderes als das Wissen vom Leben. Ziel der ayurvedischen Lehre ist es, den Körper zu entgiften und die Selbstheilungskräfte zu aktivieren. Dazu gehört auch ganz besonders eine gesunde Ernährung, die uns die nötige Kraft und Energie schenkt.

Essen und Trinken hält Leib und Seele zusammen

Ayurveda geht davon aus, dass jedes körperliche oder seelische Ungleichgewicht ein Problem darstellt und Krankheiten verursacht. Grundlage für die individuelle Heilbehandlung und Ernährungsberatung im Ayurveda sind daher die drei, die das seelische Gleichgewicht bestimmen: die Doshas.

Sie sind den fünf Elementen Raum, Wasser, Erde, Luft und Feuer zugeordnet. Vata besteht aus Luft und Raum und gilt als die Lebensenergie. Kapha wird aus Erde und Wasser gebildet und ist verantwortlich für die Struktur des Körpers, für Wachstum und Gelenkigkeit. Das dritte Dosha schließlich ist Pitta, aus Feuer und Wasser zusammengesetzt und für biochemische Vorgänge im Körper wie Stoffwechsel und Verdauung zuständig. Im Ayurveda werden die Menschen nach diesen drei Typen unterschieden. So ist es bei der ayurvedischen Ernährung zum Beispiel Voraussetzung, dass sich die Menschen entsprechend ihres Typs ernähren.

Für Vata-Typen eher ungeeignet – würziger Camembert

Die Ernährung wird also sehr genau an die Doshas angepasst. So sollte ein Vata-Typ blähende Speisen wie Kohl oder gereiften Käse meiden. Pitta-Menschen wird empfohlen, weniger scharf, sauer und salzig zu essen.

Kapha-Typen sollten herbe, scharfe und leichte Kost mit viel Obst und Gemüse wählen.

Wer richtig isst, braucht keine Medizin

Ayurvedisch kochen heißt aber nicht, asiatisch zu kochen. Die grundlegenden Regeln dieser Küche sind in fast allen Küchen der Welt zu finden. Ein wichtiger Grundsatz in der ayurvedischen Küche: Süße Speisen werden gerne vor den Hauptmahlzeiten gereicht, da sie schwer zu verdauen sind.

Überhaupt ist die Verdauung ein zentrales Thema im Ayurveda, denn die gesündesten Nahrungsmittel nützen nichts, wenn sie nicht vom Körper aufgenommen werden können. Aus diesem Grund sollten fast alle Speisen gekocht werden. Rohkost kommt in der ayurvedischen Küche nur sehr selten vor.

Essen sollte nach Ayurveda immer gemeinsam mit anderen Menschen eingenommen und mit Liebe gekocht, serviert und gegessen werden.

Wenn wir Nahrung aufnehmen, dann hat das etwas mit unserer Persönlichkeit zu tun. Sind Sie hektisch oder eher ruhig, dann nehmen Sie die Nahrung dementsprechend auf. Es gibt Menschen, die schlingen das Essen geradezu herunter, und solche, die genießen es. Übrigens sieht die Funktionsweise beim Essen dann so aus: Wir beißen, saugen, kauen, lecken und schlucken es. Ebenso nehmen wir Geschmacksempfindungen die „Rasas", nämlich süß, sauer, salzig, bitter und scharf, wahr. Diese können in harmonischer Weise kombiniert werden.

Dazu gehört aber auch, dass in Ruhe gegessen wird, in gelöster Atmosphäre und angenehmer Umgebung. Hier gilt der buddhistische Satz: „Wenn du isst, dann esse." Das heißt, während des Essens sollten wir nicht lesen oder fernsehen, sondern uns ausschließlich dem Essen widmen. Das wurde uns schon als Kind beigebracht.

Gut gewürzt ist halb gewonnen

Gewürze sind eine göttliche Nahrung, so die Inder, und besitzen fast schon magische Kräfte. Sie können uns heilen und auch wieder gesund machen. Und so präsentiert sich die gesamte traditionelle Gesundheitslehre Indiens als eine hochentwickelte und umfassende Pflanzenheilkunde.

Im Ayurveda wird immer der Körper und Geist berücksichtigt, das sehen auch die traditionellen indischen Ärzte so und schenken jeder Heilpflanze eine ganz individuelle Aufmerksamkeit. Gewürze verfeinern nicht nur Speisen, sie machen auch rundum gesund. Auch Sie können die zehn Königsgewürze in Ihrem Gewürzregal willkommen heißen: Nelken, Kurkuma, Ingwer, Kardamom, Koriander, Kreuzkümmel, Muskat, Pfeffer, Safran und Zimt sind sozusagen die Königsdisziplin unter den Gewürzen.

Auch unsere westliche Ernährungslehre hält viel von Gewürzen wegen ihrer vielfältigen bioaktiven Substanzen. Die in den Gewürzen enthaltenen sogenannten sekundären Pflanzenstoffe sind schon in winzigen Mengen wirksam und halten die Feinde der Pflanzen wie Insekten, Viren, Pilze und Bakterien in Schach.

Sie stärken die körpereigene Abwehr und sind somit perfekt für unser Immunsystem. Einige Gewürze können sogar krebsvorbeugend sein, und das kann Safran, das teuerste Gewürze der Welt bewirken, wenn man sich die teuren Safranfäden anschaut.

Die Konstitutionstypen Vata, Pitta und Kapha - Jeder is(s)t anders

Die richtige Ernährung ist wie immer das A und O und ein wichtiges ganzheitliches Konzept. In der Ayurveda-Therapie ist sie unumgänglich für den Therapieerfolg. Nur so werden wir körperlich, geistig und seelisch unterstützt und auch entwickelt. Mit der **Europäischen Ayurveda-Küche** bietet sich uns eine eigene kulinarische Welt. Sie schmeichelt dem europäischen Gaumen und bezieht dennoch die Grundlagen von Ayurveda mit ein. Dafür stehen erstklassige Produkte von Märkten und Bauernmärkten parat. Neben indischen Kräutern entfalten so auch europäische Gewürze wie Thymian, Basilikum oder Fenchel ihre heilende Wirkung. Denn auch diese Gewürze haben es in sich. Die Europäische Ayurveda-Küche berücksichtigt dabei die drei Konstitutionstypen Pitta, Vata und Kapha.

Das sind die Prinzipien ayurvedischer Ernährung

Genuss und Achtsamkeit stehen im Ayurveda bei der Nahrung im Vordergrund. Es geht um die Balance der drei Doshas. Sehen Sie unsere Nahrung niemals als Feind an. Selbst wenn Sie abnehmen, ist zu essen gut für Sie, aber nur, wenn Sie die richtigen Nahrungsmittel zu sich nehmen. Somit geht es um die bioenergetischen Grundprinzipien eines Individuums.

Im Wesentlichen geht es darum, wie wir Nahrung aufnehmen und sie weiter verwerten. Somit wird auch ein gesundes Gleichgewicht gesetzt.

Nur wenn Sie natürlich leicht verdauliche Produkte verzehren, funktioniert die Philosophie dieser indischen Lebensweise ausgezeichnet.

Die Rolle der Verdauung in der ayurvedischen Ernährung

Eine Dysbalance unserer Doshas führt unter anderem zu Verdauungsproblemen. Das bedeutet nichts anderes, als dass Speisen nicht richtig verdaut werden, und demzufolge hinterlassen sie Ama und toxische Substanzen. Davon gehen dann Ihre Beschwerden aus. Nun kommt es auf den Dosha-Typ an, und das kann zu unterschiedlichen Problemen führen.

Jeder verträgt und verwertet Lebensmittel anders und hat dann auch mit den „Nebenwirkungen" zu kämpfen, siehe die Laktoseintoleranz. Essen soll uns aber gesund erhalten. Im Ayurveda steht der Stoffwechsel im Zentrum der Ernährung. Denn Sodbrennen, Magengeschwüre und auch eine Gewichtszunahme sollten nicht sein.

Geschmacksrichtungen und Gewürze

Der Körper wird in die Balance gebracht und das schenkt die nötige Kraft und Energie. „Rasas" ist optimal für Ihren Speiseplan und tritt in den Geschmacksrichtungen bitter, scharf, süß, sauer und salzig hervor. Essen Sie möglichst frisch und warm. Wenn es Rohkost sein soll, sollte der Verzehr mittags erfolgen. Essen Sie dreimal am Tag und lassen Sie die Zwischenmahlzeiten weg. Verzichten Sie auf tierische Eiweiße wie Käse, Eier oder Fleisch. Auch sind süße und schwere Speisen zu vermeiden. Gewürze und Kräuter, und die möglichst frisch, sind dagegen optimal.

Welche Lebensmittel sind in der ayurvedischen Küche verboten und welche erlaubt?

Verboten:

Tomaten, Passionsfrucht und Ananas, da stark säuernd. Ferner: Essigprodukte, Chutney, Schweine- und Rindfleisch, Milchprodukte (auch Butter, Käse usw.), kalte Getränke und Speisen. Roher Salat, Fisch und Obst sind abends nicht mehr angezeigt.

Essen Sie selten rohen Salat, denn er ruft Gelenksentzündungen hervor und ist schwer verdaulich. Die 5000 Jahre alte Ernährungsform hat sicher recht und kann der jungen Form das Wasser reichen. Denn wie oft wurde uns gepredigt, abends einen frischen Salat zu verspeisen. Dennoch hat es laut Ayurveda eher keinen Sinn. Zudem treten Gärstoffe auf und der Verdauungstrakt ist sehr lange damit beschäftigt. Ein Zitat dazu: „Selbst bei den als Heilnahrung postulierten Ernährungsformen wie Bircher-Benner, Dr. Bruker, Dr. Lützner, Dr. Miehlke usw. ist bekannt, dass hohe Frischkostanteile in der Nahrung sich als unverträglich herausstellen können und damit zu reduzieren oder ganz durch kurz gegarte, pflanzliche Lebensmittel zu ersetzen sind."

Erlaubt:
Ayurveda ist nicht gleichbedeutend mit Vegetarismus, das denken nur viele von uns. Es kann auch Fleisch und Fisch sein. Achten Sie beim Verzehr auf die besonderen Fleischarten.

Weißer Fisch zu Mittag ist erlaubt, Apfelessig oder heißes Wasser mit Zitrone zum Frühstück dient sogar dem Abnehmen. Erlaubt sind auch Obst, Gemüse, Sojaprodukte incl. Sojaöl, Sesamöl als pflanzliches Fett (äußerlich und innerlich anzuwenden), Ghee als tierisches Fett und Faserprodukte bei schlechter Verdauung.

Eines sollten Sie ebenfalls nicht vergessen: Ihre täglichen Mahlzeiten strikt einzuhalten. Leider lässt sich das nicht immer realisieren. Doch die drei Doshas arbeiten nun mal zu bestimmten Zeiten und so müssen die Mahlzeiten eingehalten werden. Nehmen Sie ebenso warmes bzw. heißes Wasser, vormittags Pitta-Tee (zur Nierendurchspülung), tagsüber Kapha-Tee und abends Vata-Tee (Kopf und Nervensystem) zu sich.

Die richtige Kombination der Nahrungsmittel
Die Kombination der Nahrungsmittel spielt eine wesentliche Rolle. Kombinieren Sie keine tierischen Eiweiße, denn genau das führt zu Stoffwechselschlacken und Ama tritt auf. Dazu ein Zitat: „Milch wird nicht zusammen mit salzigen oder sauren Speisen verzehrt und auch nicht

gemeinsam mit Blattgemüse oder frischen Früchten gegessen." Leider stopft gerade die westliche Welt alles in sich hinein und ist schon täglich durcheinander, was zu Magen- und Darmproblemen führt.

Bevorzugen Sie lieber Hülsenfrüchte und Kichererbsen, Linsen oder Mungbohnen. Essen Sie auch Obst, sonst entstehen auch hier unangenehme Gärprozesse und Ihre Verdauung kommt im wahrsten Sinne des Wortes ins Schleudern. So nehmen Sie Getreide, Kartoffeln, Teigwaren und Fette zusammen mit Gemüse ein, das entspricht einer guten Kombination. Reis ist ein leichtes Lebensmittel und passt überall perfekt dazu. Essen Sie in angemessenen Mengen und das langsam und bewusst.

Die zehn wichtigsten Ayurveda-Ernährungs-Tipps

1. Achten Sie auf ein echtes Hungergefühl
Essen Sie nicht nach Ihren Gelüsten, sondern wenn Sie auch hungrig sind. Und essen Sie nicht auf Gewohnheit, Gesellschaft und Langeweile. Hunger ist ein Signal des Körpers, Gelüste dagegen nicht. Vergessen Sie das nicht. Denn nur bei Hunger ist auch das Verdauungsfeuer aktiv. Ihr Körper ist dann bereit für die Nahrungsaufnahme. Das macht Ayurveda im Eigentlichen aus.

2. Trinken Sie ausreichend – Nicht zu viel und nicht zu wenig
Trinken Sie immer ausreichend, aber nicht vor dem Essen, denn Sie löschen sogleich Ihr Verdauungsfeuer aus. Zum Essen kann es ein warmes, aber nicht kaltes Getränk sein. Ein Zitat dazu: „Allgemein gilt die Empfehlung, 30 ml pro kg Körpergewicht zu trinken. Macht bei einer Person von 60 kg 1,8 Liter, bei einer Person von 80 kg 2,4 Liter. Wer körperlich schwer arbeitet oder viel schwitzt, kann sicher mehr trinken."

3. Kauen Sie bewusst
Kauen und Schmecken muss man üben, denn es heißt nicht umsonst „Gut gekaut ist halb verdaut". Unser Magen hat keine Zähne und schlägt sich teilweise mit großen Brocken herum. Die Ernährung, ihre Zubereitung,

Qualität und wie Sie die Nahrung kauen, kann somit ausschlaggebend sein. 30-mal kauen bei jedem Bissen ist somit ein Muss. Sie werden schnell bemerken, Sie essen bewusster, schmecken mehr und sind schneller satt.

4. Die optimale Nahrungsmenge in der Ayurveda-Ernährung

Essen Sie sich nicht satt, sondern nur zu 80 % satt. So kann sich der Speisebrei besser bewegen. Ist der Magen zu überladen, stellt sich kein Hungergefühl ein, eher im Gegenteil — Sie unterliegen den Heißhungerattacken. Ein Völlegefühl tut nicht gut und daher essen Sie angemessen, bewusst und mit Bedacht. Sonst stellen sich wieder Ihre Gelüste ein und Schoko und Co. sprechen gewichtstechnisch Bände. Und Ihr Blutzuckerspiegel schreit juhu, fährt er doch gleich Achterbahn. Denn ist der Blutzucker oben angelangt, findet auch keine Fettverbrennung statt. Falls Sie abnehmen, steht Ihnen Ihr hoher Blutzuckerspiegel im Weg. Der Jo-Jo-Effekt steht dann auch ganz unverblümt vor der Tür. Essen sie daher nicht gedankenlos in sich hinein, denn vieles kann sich auf die Funktion der Bauchspeicheldrüse auswirken und einiges davon kann zu Diabetes führen. Essen Sie demzufolge 5 Stunden lang nicht zwischen Ihren Mahlzeiten, sonst legen Sie kontinuierlich Nahrung nach.

Viele Diäten sprechen ebenfalls davon, auf Zwischenmahlzeiten zu verzichten. Auch das Intervallfasten ist darauf ausgelegt. Im Ayurveda macht sich zudem das alte Wissen breit und dafür muss man kein Mediziner sein. Denn sehen wir uns unsere Gesellschaft an — sie ist dick und kugelrund. Das kommt von dem zu viel, zu häufig, zu falsch und zu oft. Richten Sie sich nach Ayurveda, dann ist Essen ein Akt, der Leib und Seele erfreut. Verkochen Sie Speisen nicht und kochen wie immer regional und saisonal. Und halten Sie wie empfohlen die Pausen ein. Dann hat Essen auch Sinn und wirkt sich nicht belastend auf den Organismus aus. Die Portionsmenge sollte Ihnen guttun und nicht von übertriebener Größe sein. Essen Sie sich demzufolge nicht voll, sondern zu 80 % satt, so überessen Sie sich auch nicht.

Die richtige Zeit für die Ayurveda-Ernährung

Essen Sie, wie schon erwähnt, wenn der Hunger Sie leitet. Wir leben in einer Zeit, und das gerade in unseren Breitengraden, wo Nahrungsmittel immer verfügbar sind. Haben Sie Lust auf eine Pizza am Abend? Mit einem Anruf ist sie schnell bestellt. Der Hunger leitet uns schon lange nicht mehr, eher das, was wir Gelüste nennen. Genau die verführen uns geradezu, das Falsche zu essen. Essen Sie in der Zeit zwischen 11 und 14 Uhr. Achten Sie zudem darauf, je nach Dosha-Typ, was Sie essen. Denn nicht alles, was wir essen, ist auch gut für uns. Fisch, Fleisch, eben alle tierischen Eiweiße, sind abends besonders schwer verdaulich. Eine leichte Gemüsesuppe wäre die bessere Alternative und sie wärmt innerlich auf. Hören Sie auch in sich hinein: Was vertrage ich und was nicht? Wie fühle ich mich nach dem Essen – gut oder schlecht? Macht es mich müde oder vital? Wissen sie, was Sie vertragen, und können die Portionen für sich gut einschätzen, sind Sie in jedem Fall schon einen großen Schritt weiter.

6. Die Klassiker in der Ayurveda-Ernährung: Ingwerwasser und Co.

Der Klassiker bei Ayurveda ist Ingwer – aber achten Sie darauf, ob Sie ihn auch vom Magen her vertragen. Obwohl er dem Magen und Darm wohlgesonnen ist und einen Entzündungshemmer darstellt, sollten Sie bei einem Magengeschwür auf Ingwer verzichten. Denn er regt die Durchblutung an und das Magengeschwür kann zur Hochform auflaufen. Ansonsten ist Ingwer einfach optimal, regt er doch die Verdauung an und kurbelt sogleich den Stoffwechsel an. Mit ein paar Spritzer Zitronensaft erhält Ingwer die besondere Note und Sie erhalten pures Vitamin C. Ingwer regt Agni an, damit er nicht Sodbrennen auslöst oder Ihren Darm austrocknet. Heiß getrunken schmeckt er mit Honig und Zitronensaft erfrischend und wärmt schön von innen auf. Ein Liter am Tag sollte getrunken werden. Lassen Sie die geschälten Ingwerscheiben im kochenden Wasser ziehen. Damit entfachen Sie eine Heißwasserkur und kurbeln sogleich die Fettverbrennung an, die Verdauung kommt in Schwung. Ingwer wirkt sich unterstützend bei Diäten aus. Ingwer ist in Indien und aus dem asiatischen Raum nicht wegzudenken und auch in Deutschland wegen seiner guten Eigenschaften angekommen.

7. Ayurvedisch in Indien und bei uns

Ayurvedisch muss nicht indisch sein, das ist ein Missverständnis. Die Ernährung ist eher vielseitig und nicht nur auf Reis ausgelegt. Dennoch begleitet er etliche Speisen, und auch Kurkuma und Koriander stehen nicht immer auf dem Speiseplan. Dennoch verbinden wir die ayurvedische Küche damit. Wie bei uns in Deutschland oder Europa, essen die Menschen auch dort je nach Region. In Bayern gibt es den Schweinebraten mit Knödel und Sauerkraut und bei den Schwaben sind es die Spätzle. Indien verfährt mit seiner Küche nicht anders und dort macht auch das Klima noch zu schaffen. Ein Teil des Landes ist von der Dürre bedroht und trocken und heiß, andere Gebiete stellen wahre Sumpflandschaften dar. Da will das Essen gut an die Temperaturen angepasst sein. Gemüse ist daher fast schon ein Grundnahrungsmittel, da es gut verdaulich ist.

Wenn man in der Zeit zurückgeht, als man noch nicht immer alles im Supermarkt kaufen konnte, sieht man eher, was die Essenz ist, regional und saisonal. Bio und keine Massentierhaltung, viel Gemüse und Getreide als Grundnahrungsmittel. Wir müssen langsam wieder umdenken und das Essen nicht als selbstverständlich ansehen. Früher noch gab es den Sonntagsbraten, heute essen wir täglich Fleisch. Der Preis dafür sind das Tierleid und die Umweltverschmutzung.

8. Gewürze und Kräuter in der Ayurveda-Ernährung

Frische Kräuter sind ein Gottessegen und äußerst gesund. Liebstöckel, Petersilie, Koriander, Thymian, Salbei, Dill, Estragon und Salbei – legen Sie sich einen Kräutergarten an, das kann auch auf der Fensterbank sein. Gewürze sind übrigens nicht nur für Speisen gut, sie sind eine rein natürliche Hausapotheke und lindern, heilen und beugen den Krankheiten vor. Daher sollten in jedem Essen Gewürz und Kräuter vorhanden sein. Seien Sie kreativ und probieren Sie die vielen natürlichen Geschmackskomponenten aus. Die gewisse Note wird Sie mit Sicherheit überzeugen.

9. Qualität und Frische – Prana und Sattwa bei der Ayurveda-Ernährung

Die Qualität und Frische der Lebensmittel muss stimmen, heißt es im Ayurveda. Je frischer und lebendiger, desto mehr Lebenskraft gewinnen Sie. Das macht die Nahrung so ursprünglich und Sie verleiht uns Kraft und Energie. Bio-Produkte stehen hoch im Kurs, denn das Gift aus konventionellem Anbau landet schnell auf Ihrem Teller; mit Bio-Produkten wird die Umwelt geschont. Schenken Sie sich durch gesunde Lebensmittel mehr Energie und Kraft. Hier tauchen schon zwei Begriffe aus dem Yoga und Ayurveda auf. Dazu ein Zitat: „Prana, die Lebenskraft, die alles durchdringt und uns mit jedem Atemzug, gebunden an den Sauerstoff, am Leben hält. Und Sattwa, die Qualität, die uns Frische, Klarheit und die Reinheit schenkt."

Achten Sie beim Einkauf auf frische und naturbelassene Lebensmittel und lassen Sie Fast-Food und Co. links liegen. Nur dann erhalten Sie Prana, und nur dann sind die Lebensmittel sattwig, sodass Sie zusätzlich mehr Energie daraus gewinnen. Wir fühlen uns wacher und ausgeglichener und unser Körper wird nicht mit Pestiziden und dergleichen belastet. Ebenso können die Techniken aus dem Yoga, Ayurveda und der Meditation unser Energieniveau deutlich steigern. Probieren Sie es aus, ersetzen Sie den Gewohnheits-Kaffee durch einen Gewürztee, das weiße Brötchen mit Marmelade durch ein Porridge mit eingeweichten Trockenfrüchten und schauen, wie es Ihnen danach geht und wie Sie sich fühlen.

10. Ihre innere Einstellung zur gesunden Ayurveda-Ernährung

Genießen Sie Ihr Essen wie auch Ihr Leben und setzen Sie sich und andere nicht unter Druck. Beherzigen Sie das und gehen Sie in sich und sind auch im Reinen mit sich. Alles andere wäre kontraproduktiv. Führen Sie beim Essen keine Verhandlungen, Streitgespräche sind ebenso tabu. Und gönnen Sie sich jeden Tag Ihre Pausen, denn diese kleinen Auszeiten nähren Sie. Sie schöpfen die Kraft und Energie daraus und das macht die Zufriedenheit im eigentlichen Sinne aus.

Wir besitzen alle ein „Darmgehirn" und dieses ist schlauer als der Kopf. Denn den Darm kann man nicht so einfach überlisten. Ist der Darm gestresst, sind es wir auch. Die beste und ausgewogenste Superfood-Nahrung nützt nichts, wenn eine innerliche Unruhe und Unzufriedenheit in Ihnen herrscht. Seien Sie entspannt, lustig, fröhlich und meiden ungesunde Lebensmittel, dann sind Sie auf dem Pfad der Erkenntnis angelangt. Genießen Sie Ihr Leben, Sie haben nur das eine, und mit diesem einen Leben sollten Sie achtsam umgehen.

Die Ernährung ist maßgeblich der Wegweiser unserer Gesundheit und die ayurvedische Ernährung ein sehr großer Teil davon. Sie bezieht die Dosha-Typen mit ein und stellt den Menschen als ein Individuum dar. Denn jeder von uns ist einzigartig und ist so auch zu betrachten. Daher richten Sie Ihre Ernährung immer typgerecht aus, so werden oder bleiben Sie gesund. Eine ausgewogene Ernährung ist die beste Lebensversicherung, um glücklich und gesund alt zu werden.

Die Jahreszeiten machen viel in unserem Organismus aus und können ihn somit belasten wie auch entlasten. Im Ayurveda werden sechs Jahreszeiten unterschieden, die sich nach dem Verlauf der Sonne innerhalb eines Jahres richten. Demzufolge werden Ihnen drei Doshas entsprechend Ihrer Eigenschaften zugeordnet. Um es Ihnen verständlicher zu machen und zur Vereinfachung, werden diese sechs Jahreszeiten zu drei Hauptzyklen zusammengefasst:

- **Februar bis Juni (Frühling): Kapha**
- **Juni bis Oktober (Sommer und Herbst): Pitta**
- **Oktober bis Februar (Herbst und Winter): Vata**

Sicher ist es Ihnen auch schon aufgefallen, dass gerade das Wetter und die Temperaturen Einfluss auf uns und somit auch unterschiedliche Einflüsse auf die Doshas haben. Damit ein Gleichgewicht entsteht und es auch zu halten ist, müssen die Lebensweise wie auch die Ernährung an die Jahreszeiten angepasst sein. Nur so sind wir gewappnet und nur so werden wir auch nicht krank.

Hier werden Ihnen einige Tipps vorgestellt, damit Sie gesund durch die Jahreszeiten kommen. Passen Sie demnach auch die Ernährung und Ihre Lebensweise an. Nur so sind die Doshas entsprechend der Jahreszeiten ausgeglichen.

- Der Körper benötigt mehr Energie und kann im **Winter Vata** durch schwereres, gehaltvolleres Essen und viel Wärme ausgleichen. Denn der Winter ist für den Körper entbehrungsreich, was die wenige Sonne und die kalten Temperaturen betrifft. Massagen, geeignete Kleidung und die entsprechende Auszeit sind eine Wohltat für Körper und Geist. Das Verdauungsfeuer wie auch der Appetit sind in dieser Jahreszeit am stärksten vertreten.

- Der **Frühling** ist die Zeit, sich zu entschlacken und den Körper von den „Altlasten" zu befreien. Denn **Ama** hat sich im Körper angesammelt und somit bieten sich zugleich Fastenkuren an. Essen Sie scharf, bitter und herb, das wirkt sich kapha-reduzierend aus.
- Durch die erhöhte **Pitta** sinkt im **Sommer** die Verdauungskraft, was wiederum die leichte Küche erfordert. Essen Sie Salate, Reis und Tofu – es können auch Milchprodukte sein.

Beachten Sie daher die individuelle Dosha-Konstitution, nur so können Störungen verhindert werden, sonst geraten Sie ganzheitlich aus dem Gleichgewicht. Hören Sie immer in sich hinein, dann erkennen Sie auch die eigenen Bedürfnisse. **Hier ein Auszug:**

Ayurveda-Tipps für den Frühling

Es grünt so grün – wie gerne möchte man der Frühjahrsmüdigkeit entfliehen; und ein paar Pfunde weniger wären auch nicht schlecht. Ayurveda als Wissen vom langen und gesunden Leben zeigt seine Tipps dazu auf.

Woher kommt die Frühjahrsmüdigkeit?

Ayurveda hat sehr einfache Antworten dafür. Dass die Bioenergien im Winter sehr aktiv sind, führt dazu, dass wir **sehr nahrhafte Speisen zu uns nehmen;**

- **unseren natürlichen Bewegungsdrang drosseln;**
- **zu wenig Licht bekommen und**
- **weniger Sauerstoff einatmen, weil wir kürzer an der frischen Luft sind.**

Im Frühling sind wir anders aktiv als zu den anderen Jahreszeiten. Die Sünden des Winters werden nun auch deutlich. Der Winterspeck thront und dominiert uns, auch das macht die Müdigkeit aus, und der Körper versucht, das Fett wegzuschmelzen. Viele Symptome wie Husten, Verschleimungen, Verdauungsprobleme und Allergien rufen förmlich nach einem Frühjahrsputz. So heißt es dann nicht nur ran an den Speck, sondern auch ran an die Entgiftungskur.

Ayurvedische Frühjahrstipps

Es gibt daher vieles, was Sie tun können, und manchmal überraschen die einfachen Antworten sicher etwas. Schauen Sie sich die Antworten an – Sie werden erstaunt sein, wie wenig Aufwand es bedarf.

1. Bewegung und frische Luft

Luft bzw. Sauerstoff ist ein wichtiges Element, ohne das wir nicht existieren können. Unser System wird durchlüftet und der Kopf wird frei. Auch unser Gehirn benötigt Sauerstoff; demzufolge können Wandern und Bewegung an der frischen Luft sehr sinnvoll sein. Bauen auch Sie damit Ihre Kondition auf und erfrischen Ihren Geist.

2. Sitzen in Stille

Setzen Sie sich ruhig einmal hin und seien Sie ganz weit weg von sich. Versuchen Sie Meditation oder Yoga als Ausgleich und nehmen Sie sich der Pranayama-Atemübungen an. Sie werden bemerken, es lohnt sich, ein wenig von sich selbst loszulassen. Das ständige Grübeln hat noch keinem weitergeholfen. Sitzen in Stille ist eine Art Wellnesskur für Körper und Geist. Nichts denken und nichts tun, das ist das Motto.

3. Anpassen der Ernährung

Passen Sie Ihre Ernährung der Jahreszeit an und essen die nährende Kost im Winter und die leichte Kost im Sommer, oder lassen Sie sich von der heilsamen Panchakarma-Kur überraschen.

Verwenden Sie Ingwer, Chili und Kurkuma, die zugleich Ihren Stoffwechsel anregen. Es stehen auch viele Gewürzmischungen zu Ayurveda parat. Trinken Sie einen Kapha-Tee oder den fruchtigen Triphala-Tee, erfrischend und gesund sind alle Sorten. Es darf auch gut und gerne das Ingwerwasser sein. Stilles Wasser und frischen Ingwer verwenden, das stillt nicht nur den Durst, es kommt auch Ihrer Gesundheit zugute.

4. Ein Kitchari-Wochenende

Ein ganzes Wochenende, um uns mit Körper, Geist und Seele auf den Frühling einzustellen. Das hört sich doch sehr verlockend an! Und dazu die leicht verdauliche Kost. Greifen Sie zu ayurvedischen Speisen, die alle Ayurveda-Typen bzw. Doshas einbeziehen. Gemüse steht dabei hoch im Kurs.

Ayurveda-Tipps für den Herbst

Langsam tritt der Herbst ein und wir genießen den letzten Sonnentag des Spätsommers. Die Blätter verfärben sich in atemberaubenden Farben und die Tage werden merklich kürzer.

Darauf stellt sich auch unser Körper ein. Somit ist es Zeit, sich ayurvedisch darauf vorzubereiten. Wir müssen proaktiv handeln, um Störungen in unserem Körper entgegenzuwirken. Husten, Schnupfen, Heiserkeit und allgemeine Erkältungskrankheiten haben dann keine Chance. Wer sich gesund und bewusst ernährt, aber auch selbst wahrnimmt und nach seinen Doshas lebt, der findet sein innerliches Gleichgewicht.

Der Herbst ist Vata-Zeit

Rau, trocken, stürmisch und windig, auch das kann der Herbst sein – er ist dem Vata-Dosha zugeschrieben. Es ist vom Luftelement geprägt; weht der Wind mit voller Kraft, so sind wir auch innerlich aufgewühlt und geraten außer Rand und Band. Das heißt, die Grippe und Erkältungskrankheiten schleichen sich ein. So müssen wir den Herbst besänftigen und für Wärme sorgen, innerlich wie äußerlich.

Lassen Sie demzufolge die Wärme bei sich einziehen und tragen Seiden-Woll-Gemisch und Bio-Baumwolle. Mützen, Schals und Handschuhe schützen vor Wind und Kälte. Eine innere Erdung ist nun wichtig wie auch nährende Lebensmittel und viel Flüssigkeit. Dann kann der Winter einziehen. Für unseren Körper sind der heiße Sommer wie der kalte Winter immer eine Herausforderung, und das nicht nur unter dem modischen Aspekt. Es geht um die Gesundheit und das Wohlbefinden, was uns dann eher zu schaffen macht. Gestalten Sie nach ayurvedischer Form Ihr Grundkonzept, dann lässt Sie keine Jahreszeit im Regen stehen.

Yoga-Übungen für den Herbst

Beginnen Sie den Tag mit ein paar einfachen Yoga-Übungen. Kamel, Kobra, Kuh, Katze wie auch Vorwärts- und Rückwärtsbeugen und Drehbewegungen der Wirbelsäule dürfen es gerne sein. Sie stimulieren den Stoffwechsel und treten beweglich und agil in den Tag.

Der Sonnengruß ist zum Aufwärmen optimal und kann ruhig, aber auch dynamisch ausgeübt werden. Um das innere Selbst zu spüren, empfiehlt sich die Entspannungshaltung Savasana zum Schluss, und damit beenden Sie die Yoga-Übung auch. Nehmen Sie Ihren Körper wahr und lassen die angeborene Konstitution walten – nach dieser richten Sie sich demzufolge auch. Dann sind die Übungen auch ganz entspannt.

Ayurvedische Öle für den Herbst

Übrigens ölt man sich im Ayurveda vor dem Duschen ein und es gilt als eine nährende Ölung. Kräuter-Öle bieten sich an und dringen tief in die Haut und das Gewebe (Dhatus) ein.

Über die Haut wird das Öl aufgenommen. Es wird demzufolge wie Nahrung behandelt und in die Zellen über unser Gefäßsystem gebracht. Erdende Pflanzen wie die Winterkirsche (Ashwagandha) und indischer Spargel (Shatavari) sind daher zu empfehlen.

Ayurvedisches Essen und Trinken im Herbst

Ein warmes Glas Wasser bestimmt den herbstlichen Morgen. Nehmen Sie auch sonst warme Getränke wie Tees zu sich. Grüner Tee mit Ingwer schmeckt nicht nur gut, er weckt auch die Geister in Ihnen. Vegane Mandel-, Hafer- oder Sojamilch am Abend rundet das Bild ab. Nicht nur in der Hitze ist Flüssigkeit sehr wichtig, gerade im Winter und Herbst peppen wir damit unser Immunsystem auf. Essen Sie viel frisches Gemüse. Delikate Suppen erwärmen das Herz. Ebenso machen beide

Komponenten satt und wirken sich nicht mächtig und belastend auf den Magen und die Verdauungsorgane aus.

Beziehen Sie die gesunden Lebensmittel in Ihr Leben ein wie vielleicht auch den ayurvedischen Klassiker Kitchari aus Basmati-Reis und Mung Dal. Ingwer sollte auch immer auf Ihrem Einkaufszettel stehen, denn er unterstreicht die Gerichte und gibt den Getränken die gewisse Note. Das Internet ist voll von guten Rezepten und auch Kochbücher in diesem Bereich stehen an, die die ayurvedische Küche einbeziehen.

Ayurvedische Nahrungsergänzungen für den Herbst

Das Fruchtmus Chyavanprash ist gerade im Herbst die wohl wichtigste Speise aus Sicht des Ayurveda. Es basiert auf der Grundlage der Amla-Frucht und ist eine indische Stachelbeere. Alle drei Doshas werden in Einklang gebracht. Ihr großer Vorteil: Sie enthält viel Vitamin C. Sie ist vielfältig einsetzbar, mit leckeren Gewürzen angereichert und schmeckt als Marmelade einfach vorzüglich. Wer möchte, kann sich auch gerne einen Löffel des Fruchtmuses in ein Glas warmes Wasser oder eine Tasse Tee einrühren.

Sie können gerne und bei Bedarf das leckere Fruchtmus bestellen. Das Mus gibt es in folgenden Produktlinien:

- Bai 260 eignet sich besonders für Vata,
- Bai 284 für Pitta und
- Bai 217 für Kapha.
- Wer lieber eine ayurvedische Marmelade für die ganze Familie möchte, greift auf Bai 203 zurück.

So kommen Sie mit den vier Ayurveda-Produkten wieder ins Gleichgewicht und bleiben auch in der Erkältungszeit gesund, gelassen und putzmunter.

Ayurveda-Tipps für den Winter

Es ist sicher nicht normal, im Winter immer krank zu sein. Richten Sie Ihr Augenmerk auf mehr Bewegung und eine gesunde Lebensweise. Auch wenn es dunkel, nass und kalt ist, Sie bleiben mit Ayurveda gesund. Ayurveda passt sich in seinem Behandlungssystem sehr gut den Jahreszeiten an. Das altindische Medizinsystem nimmt den Wandel der Jahreszeiten wahr. Für den Organismus ist es nicht schwer, sich an die Jahreszeiten anzupassen, nur muss ein Gesundheitsmanagement dahinterstehen. Sie können etwas bewirken, wenn Ihnen Ihre Gesundheit am Herzen liegt. Ayurveda ist ein sehr guter und fürsorglicher Berater darin und mit Weisheit und Tradition bedacht.

Der Winter als Kapha-Jahreszeit mit starken Vata-Untertönen

Eine lange, dunkle Schlummerphase beginnt und die Natur reiht sich darin ein. Tiere, die langsam den Winterschlaf halten, die Natur steht still und der Mensch bereitet sich auf die dunklen und kalten Tage vor. Klingt ein wenig romantisch und dennoch bedrückt viele von uns diese Jahreszeit. Die ruhige und friedliche Natur des Winters kann auch Gefühle von Bedrückung, Stress oder Stagnation auslösen.

Ein Schweregefühl tritt ein, wir drosseln unser Tempo und fahren uns etwas herunter. Vorbei sind der Sommer, das Gute-Laune-Paket und seine lauen Nächte. Doch der Winter hat durchaus seine Berechtigung und lässt uns auch mal nachdenklich werden. Ayurveda nimmt sich in dieser Zeit liebevoll und rührend dem Menschen und dem Winter an. Der Winter stellt keine Erkältungszeit dar, nur wir kitzeln sie aus ihm heraus. Eine Winterdepression muss daher nicht sein, wenn wir uns richtig verhalten.

Passen Sie sich demnach der Jahreszeit an und achten Sie darauf, welcher Ayurveda-Typus Sie sind. Dann sind Sie eher vor Erkrankungen gefeit.

Ernährung: Eine ayurvedische Winterdiät

Das Verdauungsfeuer Agni ist in dieser Jahreszeit am stärksten vertreten; auch Ihr Körper benötigt mehr Kraft und demzufolge auch mehr

„Treibstoff". Sie müssen warm und gesund bleiben und Ihre Verdauungskapazität entzünden. Eine nahrhafte Ernährung, genügend Ruhe und Schlaf wie ausreichend Bewegung an frischer Luft sollten daher gegeben sein. Wir können auch größere Mengen an Nahrung zu uns nehmen. Man sollte Vata nicht erhöhen und Kapha beruhigen, das ist die entscheidende Winterdiät. Essen Sie daher leicht ölige und gut gewürzte Speisen sowie warme und gekochte Lebensmittel. Ihr Körper muss sich pudelwohl und geborgen fühlen nach einer stärkeren, nahrhaften Ernährung; die meisten von uns nehmen größere Mengen an Nahrung zu sich.

Essen Sie viel gekochtes Getreide wie Haferflocken oder auch Reis, Gerste und Maismehl. Auch Tapioka oder Kitchari ergeben ein schmackhaftes Frühstück. Mittags und abends bietet sich gedünstetes Gemüse oder auch matschige Suppen an.

Generell passen herzhaftes und wärmendes Gemüse, und das kann Spinat, Zwiebeln, Karotten, Wirsing und anderes Wurzelgemüse sein. Verfeinern Sie Ihre Speisen mit scharfen Gewürzen wie Knoblauch, Ingwer, schwarzem Pfeffer, Cayennepfeffer und Chilischoten. Bevorzugen Sie auch zu den Mahlzeiten warme oder heiße Getränke. Insbesondere Gewürztees machen sich gut in der Erkältungszeit. Ingwer, Zimt, Gewürznelken mit schwarzem Pfeffer oder Koriandersamen, Kreuzkümmelsamen und Fenchelsamen sind dafür perfekt. Sie können sich an den kalten Winterabenden auch ein gutes Glas Rotwein gönnen, und auch in dieser Zeit ist Milch erlaubt, eine Gewürzmilch vor dem Schlafen ist sicher nicht schlecht.

Ayurvedische Nahrungsergänzungen für den Winter

Sind Sie im Winter eher der Erkältungstyp und schnappen jeden Virus auf, dann sind ayurvedische Nahrungsergänzungsmittel sicher nicht schlecht. Selbst Saft- und Wasserkuren helfen weiter und fördern Giftstoffe nach draußen. Nehmen Sie eine innerliche Reinigung vor, so steuern Sie gegen das Kapha-Ungleichgewicht, das für Erkältungen, Husten und

Verstopfung der Nasennebenhöhlen verantwortlich ist, bestens an. Entgiftungskuren bringen Ihren Organismus wieder auf Vordermann.

Im Winter werden daher ayurvedische Fruchtmuse empfohlen, wie Chyavanprassh (Bai 203). Es basiert auf der Amla-Frucht und eignet sich für alle Ayurveda-Typen bzw. die ganze Familie. Vata-Typen rate ich zu Bai 260, Pitta zu Bai 281 und Kapha zu Bai 217.

Ayurvedische Verhaltenstipps für den Winter

Im Winter gesund zu bleiben ist gar nicht so schwer. Drehen Sie als Erstes Ihre Zentralheizung herunter. Sie kommen aus der warmen Jahreszeit und gehen in die kalte. Von jetzt auf gleich findet im Körper ein Temperatursturz statt. Warm ist schön und gut, doch es muss nicht gleich wie in der Sauna bei Ihnen zu Hause sein. Denn die Schleimhäute und Nebenhöhlen trocknen aus. Verschaffen Sie sich eine Morgenroutine. Fangen Sie dabei mit dem Zähneputzen an und säubern zugleich Ihre Zunge. Gönnen Sie Ihrer Haut eine Sesamölmassage und duschen das überschüssige Öl wieder ab. Die einfachen Mittel lassen uns gesund bleiben und werden. Um dem Winterblues zu entfliehen, ist das morgendliche Yoga geradezu perfekt. Und wie immer, die Meditation ist ein guter Start in den Morgen, um gut zu reflektieren. Schützen Sie sich vor der Kälte mit einer Kopfbedeckung und ziehen Sie warme Handschuhe an. Wählen Sie Farben aus, die Wärme und Geborgenheit ausstrahlen, wie Orange und Rot.

Auch eine Fußmassage vor dem Schlafengehen tut gut. Eine Sesamölmassage ist optimal und regt so wunderbar die Sinne an. Schlafen Sie mindestens 7 Stunden und gönnen sich dabei den inneren Frieden.

Sport im Winter

Im Winter ist Sport mit der beste Immunschutz. So können Sie die geistige Gesundheit unterstützen. Achten Sie darauf, welche der vielen Sportarten für Sie geeignet ist. Frische Luft ist auch im Winter gut und

Sport treibt die Stoffwechselgänge wunderbar voran. Lassen Sie sich im Winter nicht gehen, sondern nehmen sich intensiv Zeit für sich.

Hören Sie gerade im Winter auf Ihren Körper, und achten Sie darauf, was Sie überfordert und was Stress in Ihnen auslöst. Sanftes Yoga, Tai Chi oder ruhige Bewegungsabläufe machen viel aus. Teilweise ist man schwerfällig in den Wintermonaten, doch das muss nicht sein. Blühen auch Sie im Winter auf und kurbeln Ihr Immunsystem an. Dabei gibt es einige Sportarten und vielleicht ist auch Ihre Sportart mit dabei.

Ski-Langlauf, Joggen, Wandern oder eine Fahrradtour kommen auch in dieser Jahreszeit gut an. Die besten Zeiten dafür sind am Morgen von 6 bis 10 Uhr und abends von 18 bis 22 Uhr. Nehmen Sie ruhig mal an einer Nachtwanderung teil und tauchen Sie bewegungstechnisch in die Dunkelheit ein. Nur werden Sie in den Wintermonaten nicht zum Stubenhocker.

Belebendes Winter-Yoga
Yoga kann im Winter das körperliche Befinden sehr gut unterstützen. So bieten sich der Sonnengruß (Surya Namaskar) an, Krieger I (Virabhadrasana I), Krieger II (Virabhadrasana II), Rückwärtskrieger (Viparita Virabhadrasana) und Vorwärtsbeugen und Rückwärtsbeugen sowie Körperhaltungen, die den Stoffwechsel anregen, wie Cobra (Bhujangasana), Bogen (Dhanurasana), Seitenplanke (Vasisthasana), Wirbelsäulenrollen, Beinlifting und Rückendrehungen wie Revealed Abdomen Variation (Jathara Parivartanasana Variation).

Das Yoga muss demzufolge immer zu Ihren Bedürfnissen passen und nicht Sie sich auf das Yoga einstellen.

Schlussteil und Quellennachweis
Ayurveda – eine Kunst für sich

Die Kunst, gesund zu leben und sanft zu heilen, das ist Ayurveda, eine Tradition und Wissenschaft vom langen Leben und ein Gewinn für Ihre Gesundheit. Wir sehen uns nur dann, wenn sich Defizite und Krankheiten einschleichen. Dann spüren wir uns und möchten von jetzt auf gleich geheilt werden. Krankheiten und Beschwerden kommen aber nicht von jetzt auf gleich – ganz im Gegenteil, sie bahnen sich langsam an. Wir sind eine Kombination aus Sinnesorganen, Geist, Seele und Körper, daraus beziehen wir die Gesundheit und bilden Synergien.

In diesem Buch wurden die wichtigsten Daten, Fakten und Berichte zusammengefasst, die Ihnen den Weg von Ayurveda aufzeigen und die Bedeutung und das Geschehen erklären. Ayurveda ist kein Wellnesswahn, es ist viel mehr als das. Es ist eine traditionelle Heilmethode, die uns ganzheitlich einbezieht. Es ist das, was uns Menschen in unserer hektischen Zeit so fehlt. Die Selbstheilungskräfte werden angeregt, die Immunabwehr gestärkt, eine Revitalisierung findet statt, das Nervensystem wird stabilisiert und das Allgemeinbefinden verbessert. Und es tritt eine tiefenentspannte Wirkung ein. So bietet Ayurveda also im Endeffekt eine gesteigerte Lebensfreude und mehr Gesundheit und Wohlbefinden.

Viele Artikel, Berichte und Thesen wurden nach bestem Wissen und Gewissen zusammengetragen und ausführlich recherchiert. So entstand ein Buch, das neue Wege in der Gesunderhaltung und für die Gesundheit aufweist. Denn vorbeugen und sich etwas Gutes tun ist besser, als seine Krankheiten auszukurieren. Die Natur ist die beste Apotheke und Ayurveda ein Teil davon. Denn es lehrt uns, achtsam mit uns umzugehen. Bleiben Sie sich und Ihrer Gesundheit treu.

Ayurveda von A – Z

Ein kleiner Auszug zum besseren Verständnis von Ayurveda und was dieses Spektrum umfasst. Eines steht fest: Es ist eine Bereicherung für all Ihre Sinne.

Ayurveda

Ayurveda, die „Wissenschaft vom langen Leben", ist die älteste existierende Medizinlehre. Sie wurde schon vor über 5000 Jahren in der Himalaya-Region erwähnt, definiert und im Laufe der Zeit zuerst mündlich und dann schriftlich weitergegeben.

Ayurveda-Kur

Bei Ayurveda geht es bei bestimmten Symptomen nicht nur um eine Intensiv-Ayurveda-Kur, sondern sie geht auch mit einem spezifischen Behandlungsplan einher. Dabei sind über 21 Tage empfehlenswert, damit auch tiefgreifende Änderungen bewirkt werden. Man kann Ayurveda als Geschenk ansehen.

Abhyanga

Abhyanga heißt nichts anderes als ölen, schmieren, massieren. Der ganze Körper wird durch sanfte, rhythmische Streichungen mit den Handflächen massiert. Entspannung, die Durchblutung des Bindegewebes und der Lymphfluss werden angeregt.

Anwendungsgebiet Ayurveda

Ayurveda-Kuren und Ayurveda an sich können Linderung und Heilung bei folgenden Krankheitsbildern verschaffen: Allergien, Arthritis, Bluthochdruck, Burnout, chronische Leiden, Stress, Nervosität, neurophysiologische Erkrankungen, Stoffwechselprobleme, gynäkologische Beschwerden, Tinnitus, Harnwegserkrankungen, Migräne, zur Rekonvaleszenz und Entgiftung nach Chemotherapie, Rücken- oder Gelenkschmerzen, Schlaflosigkeit, Gewichtsprobleme, Rheuma und auch verschiedene Hauterkrankungen. Ayurveda dient zur Prävention, zur Gesunderhaltung, für mehr Vitalität und zur Verjüngung. Wie Sie sehen, ist diese Kunst des Heilens für jeden von uns gedacht.

Basti (oder Vasti)

In der Ayurveda-Kur wird der Einlauf als klassischer Bestandteil einer Ayurvedakur angesehen. Das dient der Verjüngung wie auch der Entgiftung. Dabei werden medizinische Öle (Ghee) und Kräuter angewendet.

Dosha

Die Doshas treten mit physischen, mentalen und energetischen Qualitäten auf und sind ganz auf den jeweiligen Menschen abgestimmt.

Green Leaf

Das Green Leaf (oder Olive Leaf) ist eine staatliche Zertifizierung von Ayurvedazentren in Indien. Nur wer alle Auflagen erfüllt, wird ausgezeichnet bzw. klassifiziert.

Kapha

Seine Eigenschaften sind ölig, schwer und kalt. Wasser und Erde bilden demzufolge das dritte Dosha.

Panchakarma

Sie besteht aus drei Phasen und nimmt sich der Vorbereitung, der Reinigung und Ausleitung (Panchakarma) sowie der Nachbehandlung (Aufbau) sehr wirkungsvoll an.

Pitta

Pitta ist das zweite Dosha, dem Feuer zugetan und entsteht auch aus einem kleinen Teil Wasser. Heiß, intensiv, scharf und säuerlich sind die Eigenschaften von Pitta.

Shashtishali Pinda Sweda

Eine Art Stempel wird für diese Anwendung gefüllt und das mit verschiedenen erhitzten Kräuter-Reis-Milch-Mischungen. Diese üben auf den ganzen Körper einen saften, stempelartigen Druck aus, der mit rhythmischen Streichungen unterstrichen wird. Die Haut wird genährt, die Muskeln werden entspannt und das Bindegewebe wird massiert, was wiederum den Lymphfluss fördert und dem Körpergeschehen ganzheitlich zugutekommt. Shashtishali Pinda Sweda ist somit optimal bei Rheuma, Gelenksproblemen, Bluthochdruck, erhöhtem Cholesterin und Hautproblemen.

Shirodhara – Der Ölstirnguss

Das Wort „Siro" bedeutet Kopf und „Dhara" bedeutet Abfluss/Abguss laut Ayurveda. Körper und Geist gelangen bei diesem Stirnguss sogleich in Einklang. Ein feiner Strahl warmen Öls wird gleichmäßig und kontinuierlich auf die Stirn geleitet. Es belebt, verjüngt und entspannt, ebenso wird der Stress von einem genommen. Man spricht auch davon, dass die Gedächtnisfunktionen verbessert werden. Optimal wirkt es sich bei Depressionen, Schlafstörungen, Lähmungen, Angstgefühlen, Bluthochdruck und anderen neurologischen Fehlfunktionen aus. Infolgedessen werden auch nasale Probleme, die Sehkraft und das Hörvermögen verbessert.

Shirovasti

Das warme Kräuteröl wird durch eine Art Trichter auf den Kopf gegossen und verbleibt eine Zeit auf dem Kopf. Es ist sehr hilfreich bei Schlafstörungen, Depressionen und Lähmungen.

Swedana

Ein Dampfbad mit heißen Kräutern öffnet die Poren der Haut. Zudem wird die Entschlackung erleichtert und dieser Prozess angeregt. Der Körper kommt in eine Art Holzkasten mit Dampf, der Kopf ragt dabei heraus.

Udvartana

Diese Ayurveda-Ganzkörper-Massage wird mit einem Kräuterpuder und Öl vollzogen. Das reduziert die Cellulite, fördert die Durchblutung und stärkt das Binde- und Muskelgewebe. Der Kreislauf wird ebenfalls positiv angeregt. Es gilt als eine Art Peeling und verleiht ein strahlendes Erscheinungsbild und erfrischtes Aussehen.

Vata

Vata ist das erste der drei Doshas und tritt mit den Eigenschaften kühl, trocken, luftig und leicht wie auch fein auf. Es besteht aus Luft und Äther.

Quellennachweis:

https://www.ayurveda-journal.de/detox-auf-ayurvedisch/

https://www.miraherba.de/blog/22_Detox-Ratgeber-Entgiften-Fasten-im-Ayurveda.html

https://www.zentrum-der-gesundheit.de ›Welcher Dosha-Typ sind Sie?

http://www.kroeger-portal.de/kuechentipps/html/kuechentipps_r4040.html

https://www.planet-wissen.de/gesellschaft/wellness/ayurveda/pwieayurvedischeernaehrung100.html

https://myayurvedakitchen.blogspot.com/p/ayurveda.html

https://www.sonnhof-ayurveda.at

https://www.euroved.com › Ayurveda-Magazin

https://www.ayurveda-kur-indien.com/home/ayurveda-von-a-bis-z/

Wer sich schützt und achtsam mit sich selbst umgeht, der hat mehr vom Leben. Ayurveda ist ein ganzheitliches Konzept, das auf unsere Gesundheit und das Wohlbefinden ausgerichtet ist. Möchten Sie sich etwas Gutes tun und sich wie neu geboren fühlen, dann nehmen Sie die Heilkunst von Ayurveda als festen Bestandteil in Ihr Leben mit auf.

Sie aktivieren Ihre Selbstheilungskräfte und sind gesund und entspannt. Haben Sie eigentlich schon Ihr Dhrama gehört? Nein? Dann wird es aber Zeit, denn nur so werden Sie glücklich und zufrieden. Es stellt eine Art Energiequelle dar, die ein wichtiger Teil von uns ist. Ob das Abnehmen, die Krankheiten oder die kleinen Zipperlein, der Mensch setzt sich wie ein Puzzle zusammen. Einige Segmente sagen Ihnen: Du, mir geht es nicht gut, denn Ihre Synergien und die Symbiose sind dahin. Gerade Krankheiten sprechen Bände und Ihr Körper kommuniziert auf diese Art und Weise mit Ihnen. Anders würden Sie es auch nicht verstehen.

Hören Sie in sich hinein und nehmen Sie Krankheiten und Defizite nicht einfach so hin. Auch unsere Seele leidet und zieht uns ganzheitlich herunter. Seien Sie somit dankbar und behalten zwei Sätze im Hinterkopf:

„Arm ist der, der immer erwartet"
„Reich ist der, der immer dankbar ist"
Wir leben oftmals in einer falschen Erwartungshaltung und verschließen uns vor Perspektiven, die wir nicht walten lassen. Vieles, was wir nicht in uns beachten, und dass wir uns selbst nicht schätzen und wahrnehmen, macht uns krank. Lenken Sie Ihre Energie auf die positiven Dinge des Lebens und achten Sie mehr auf sich. Mit Ayurveda lernen Sie, sich neu zu verstehen. Sie beginnen, sich zu entgiften, abzunehmen, Ihre Lebensenergie neu aufzufüllen und sich zu besinnen. Dann sind Sie wieder vogelfrei und voller Schaffenskraft.

Es ist nie zu spät. Du bist nie zu alt oder zu krank, um noch einmal von vorne anzufangen. (Bikram Choudhury)

Lassen Sie dieses Buch auf sich wirken und gewinnen Sie neue Eindrücke über Ayurveda und sich selbst.

Wer sich von allen Wünschen befreit, betritt die Sphäre inneren Friedens.
Buddhistische Weisheit

Du lebst keine hundert Jahre,
machst Dir aber Sorgen um tausend.
Asiatische Weisheit

Schaut in euer Herz und ihr werdet erfahren,
daß in euch etwas lebt,
das kein Feuer verbrennen und kein Meer ertränken kann.
Asiatische Weisheit

Du lächelst – und die Welt verändert sich.
Buddhistische Weisheit

Eine lange Reise von zahlreichen Meilen wird mit dem ersten Schritt
begonnen. Alles Große beginnt klein, alles schwierige auf Erden beginnt
einfach.
Laotse

Der Mensch hat dreierlei Wege, klug zu handeln: Erstens durch
Nachdenken, das ist das Edelste, zweitens durch Nachahmen, das ist das
Leichteste, und drittens durch Erfahrung, das ist das Bitterste.
Asiatische Weisheit

„Das Schlimmste ist - wenn man sich selbst vergisst!"
Konfuzius

Eine Fähigkeit, die nicht täglich zunimmt, geht täglich zurück.
Asiatische Weisheit

Reden kocht keinen Reis.

Asiatische Weisheit

Es ist besser, ein kleines Licht anzuzünden, als über die Dunkelheit zu schimpfen.

Laotse, Chinesischer Philosoph

Alle sagten: Es geht nicht. Da kam einer, der das nicht wusste und tat es einfach.

Goran Kikic, deutscher Autor und Metalcoach

Menschen stolpern nicht über Berge, sondern über Maulwurfshügel.

Konfuzius

Ganz gleich, wie beschwerlich das Gestern war, stets kannst du Heute von Neuem beginnen.

Buddhistische Weisheit

Wer alles auf sich selbst bezieht, bleibt in Erwartungen und Befürchtungen gefangen.

Buddhistische Weisheit

http://ayurveda-rundschau.de/?Weisheiten

© 2019

2. Auflage

Alle Rechte vorbehalten.

Nachdruck, auch auszugsweise, verboten.

Vertreten durch: Vital Experts

Kontakt: Stefan Mähleke / Osterstraße. 5 / 30890 Barsinghausen

Coverfoto: AR

Haftungsausschluss:
Die Nutzung dieses E-Books und die Umsetzung der enthaltenen Informationen, Anleitungen und Strategien erfolgt auf eigenes Risiko. Der Autor kann für etwaige Schäden jeglicher Art aus keinem Rechtsgrund eine Haftung übernehmen. Haftungsansprüche gegen den Autor für Schäden materieller oder ideeller Art, die durch die Nutzung oder Nichtnutzung der Informationen bzw. durch die Nutzung fehlerhafter und/oder unvollständiger Informationen verursacht wurden, sind grundsätzlich ausgeschlossen. Rechts- und Schadensersatzansprüche sind daher ausgeschlossen. Dieses Werk wurde sorgfältig erarbeitet und niedergeschrieben. Der Autor übernimmt jedoch keinerlei Gewähr für die Aktualität, Vollständigkeit und Qualität der Informationen. Druckfehler und Falschinformationen können nicht vollständig ausgeschlossen werden. Es kann keine juristische Verantwortung sowie Haftung in irgendeiner Form für fehlerhafte Angaben vom Autor übernommen werden.

Urheberrecht:

Das Werk einschließlich aller Inhalte, wie Informationen, Strategien und Tipps, ist urheberrechtlich geschützt. Alle Rechte vorbehalten. Nachdruck oder Reproduktion (auch auszugsweise) in irgendeiner Form (Druck, Fotokopie oder anderes Verfahren) sowie die Einspeicherung, Verarbeitung, Vervielfältigung und Verbreitung mithilfe elektronischer Systeme jeglicher Art, gesamt oder auszugsweise, ist ohne ausdrückliche schriftliche Genehmigung des Autors untersagt. Die Inhalte dürfen keinesfalls veröffentlicht werden. Bei Missachtung werden rechtliche Schritte eingeleitet.

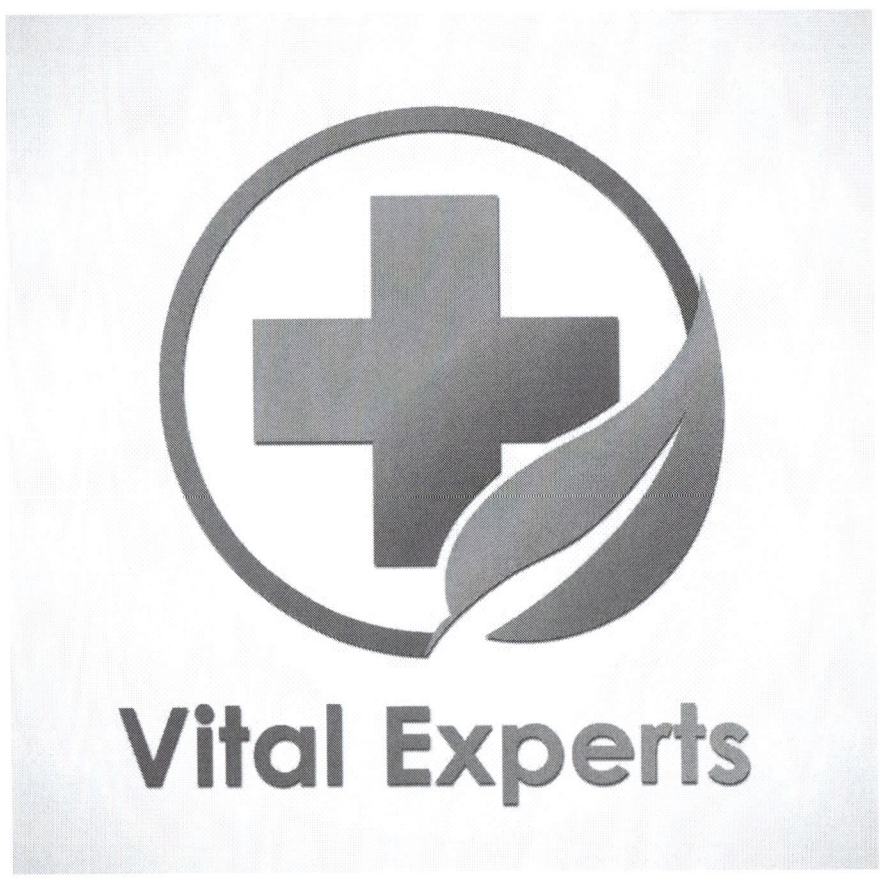

Printed in Poland
by Amazon Fulfillment
Poland Sp. z o.o., Wrocław

50068352R00058